上海王正国创伤医学发展基金会
——"吾益关爱"失智失能老人皮肤健康公益项目

姜丽萍　姚文　杨伟琴　主编

老年皮肤健康与居家伤口管理

LAONIAN PIFU
JIANKANG YU
JUJIA SHANGKOU
GUANLI

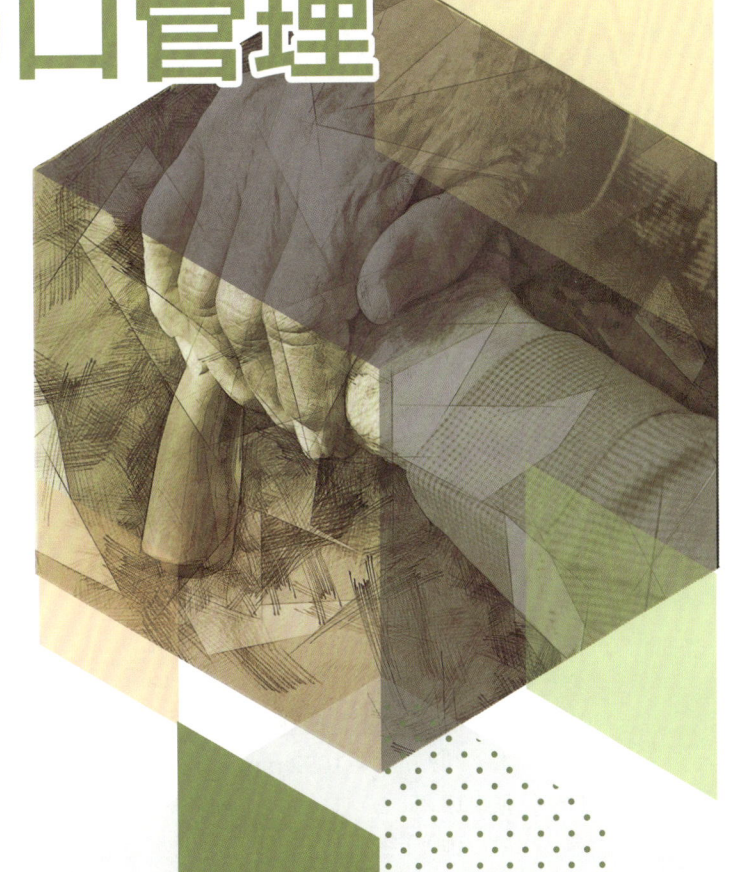

世界图书出版公司
上海·西安·北京·广州

图书在版编目(CIP)数据

老年皮肤健康与居家伤口管理/姜丽萍,姚文,杨伟琴主编.—上海:上海世界图书出版公司,2022.9
ISBN 978-7-5192-9732-9

Ⅰ.①老… Ⅱ.①姜…②姚…③杨… Ⅲ.①老年人—皮肤—保健 Ⅳ.①R751.01

中国版本图书馆CIP数据核字(2022)第143999号

书　　名	老年皮肤健康与居家伤口管理
	Laonian Pifu Jiankang yu Jujia Shangkou Guanli
主　　编	姜丽萍　姚　文　杨伟琴
策划编辑	沈蔚颖
责任编辑	李　晶
装帧设计	袁　力
出版发行	上海世界图书出版公司
地　　址	上海市广中路88号9-10楼
邮　　编	200083
网　　址	http://www.wpcsh.com
经　　销	新华书店
印　　刷	杭州锦鸿数码印刷有限公司
开　　本	787 mm × 1092 mm　1/16
印　　张	12.25
字　　数	100千字
版　　次	2022年9月第1版　2022年9月第1次印刷
书　　号	ISBN 978-7-5192-9732-9/R·629
定　　价	56.00元

版权所有　翻印必究
如发现印装质量问题,请与印刷厂联系
(质检科电话:0571-88855633)

编者名单

主 编

姜丽萍　姚　文　杨伟琴

编 者（按姓氏笔画排序）

王小玲　王　瑾　史桂蓉　刘海平

汪　荣　张蓓蓓　陈　丽　夏云菲

顾佳妮　高　倩　蔡　盈

前言

皮肤是机体最大的器官，也是机体与外界接触最广、最密切器官。随着年龄增长，皮肤呈现逐渐衰老过程，亦易受到外界机械、理化因素等影响，产生各种皮肤主观感觉和客观表现异常，在一定程度上影响老年人的健康和生活。因此，加强老年皮肤保护和护理，对于提高老年人群生活质量有重要意义。

本书针对老年皮肤生理特点及伤口管理需求，从老年人健康问题和需求出发，以问题为导向，对老年皮肤的健康问题、自我护理及用药管理中存在常见误区进行系统介绍和详尽描述；同时针对老年人常见发生的伤口问题：如糖尿病皮肤管理、长期卧床老年人皮肤保护、老年人皮肤干燥、静脉曲张或放疗后的皮肤损伤和伤口管理进行阐述。以问题为切入点，围绕皮肤伤口管理常见问题，通过通俗、易懂的科普形式展开，本书图文并茂、语言生动，系统全面介绍了老年皮肤护理和常见伤口管理基本知识和操作方法，同时亦对局部皮肤合理药物及伤口敷料使用进行阐述。

本书基于科普视角，以够用、实用为主导，体现老年皮肤管理中的常见问题和基本技能，对从事老年护理服务者、居家照护者及老年人具有较强的指导性和实用性。

衷心感谢各位编者的辛苦付出！感谢在编写过程中各位护理同仁们的辛勤工作！感谢上海王正国创伤医学发展基金会和"吾益关爱"失智失能老人皮肤健康公益项目支持！由于时间仓促，本书在编写过程中还存在着一定不足之处，敬请各位读者、专家批评指正。

2021 年 12 月

目 录

第一章
人体皮肤结构及老年人皮肤特点

1. 皮肤的结构 … 3
2. 皮肤的主要功能 … 4
3. 皮肤的防护功能 … 4
4. 皮肤的吸收功能 … 6
5. 皮肤的分泌和排泄功能 … 7
6. 皮肤的感觉功能 … 7
7. 皮肤的调节体温功能 … 8
8. 皮肤的代谢功能 … 8
9. 皮肤的免疫功能 … 8
10. 皮肤屏障功能如何形成 … 9
11. 皮肤病患者有哪些主观症状 … 9
12. 常见的皮肤损害有哪些 … 10
13. 老年人皮肤的特点 … 11
14. 皮肤老化的主要表现 … 12
15. 皮肤老化的原因 … 12
16. 雌激素在皮肤老化中的作用 … 13
17. 绝经期女性需要补充雌激素吗 … 14
18. 雄激素和头发生长的关系 … 14
19. 老年人的皮肤感觉是迟钝了吗 … 14
20. 情绪、心理变化也会导致皮肤病发生吗 … 15
21. 物理因素引起的皮肤病变 … 15

第二章
老年人常见伤口的类型及特点

1. 什么是伤口　　　　　　　　　　　　　　　　　　19
2. 伤口有哪些类别　　　　　　　　　　　　　　　　19
3. 正常伤口是如何愈合的　　　　　　　　　　　　　21
4. 老年人伤口为什么容易形成慢性伤口　　　　　　　22
5. 老年人常见的慢性伤口形成以后会对
   生活质量产生影响　　　　　　　　　　　　　　　24
6. 慢性伤口居家护理　　　　　　　　　　　　　　　25

第三章
术后伤口管理

1. 手术后伤口拆线时间　　　　　　　　　　　　　　29
2. 可自行吸收的缝合线缝合的伤口无需拆线　　　　　29
3. 伤口拆线前后管理　　　　　　　　　　　　　　　30
4. 术后伤口愈合期间的饮食注意事项　　　　　　　　30
5. 术后伤口愈合期间的自我照顾　　　　　　　　　　32
6. 术后伤口疼痛如何评估　　　　　　　　　　　　　33
7. 什么是术后伤口感染　　　　　　　　　　　　　　35
8. 术后伤口感染的表现　　　　　　　　　　　　　　35
9. 术后伤口感染的分类　　　　　　　　　　　　　　36
10. 术后伤口感染发生的时间　　　　　　　　　　　　37
11. 术后伤口感染的原因及预防　　　　　　　　　　　37
12. 术后伤口感染后居家如何紧急处理　　　　　　　　38
13. 术后伤口感染的敷料选择　　　　　　　　　　　　39

第四章
烫伤管理

1. 什么是烫伤？常见烫伤分类	43
2. 烫伤的面积评估方法	43
3. 如何判断烫伤程度	44
4. 皮肤水肿和水泡的处理方法	45
5. 治疗烫伤的常见外用药物	46
6. 民间偏方治疗烫伤真的管用吗	46
7. 如何预防烫伤	46
8. 低温烫伤的发生原因	47
9. 如何预防化学性灼伤	47
10. 电灼伤预防及处理	48
11. 烫伤后如何快速康复	49
12. 新愈合的皮肤如何保护	49

第五章
急性伤口管理

1. 伤口简单快速的止血方法	53
2. 如何选用合适的消毒剂进行伤口消毒灭菌	53
3. 伤口暴露会好得更快吗	54
4. 急性伤口缓解疼痛的方法	54
5. 伤口结痂就是愈合了吗	55
6. 饮食和生活习惯会对伤口愈合造成的影响	55
7. 什么是疖、痈	56
8. 体表疖、痈形成后如何处理	57

9. 什么是丹毒　　　　　　　　　　　　　　　*57*
10. 什么是甲沟炎　　　　　　　　　　　　　*58*
11. 甲沟炎的处理方法　　　　　　　　　　　*58*
12. 日常擦伤、碰伤如何处理　　　　　　　　*59*
13. 蜱虫咬伤后如何处理　　　　　　　　　　*59*
14. 钉子等锐利物品造成穿刺伤如何处理　　　*60*
15. 猫狗咬伤后如何处理　　　　　　　　　　*60*

第六章
老年人常见皮肤损害

1. 容易引起过敏的药物　　　　　　　　　　　*65*
2. 皮肤干燥是一种病吗　　　　　　　　　　　*65*
3. 皮肤干燥症的管理　　　　　　　　　　　　*66*
4. 皮肤瘙痒和皮肤老化的关系　　　　　　　　*66*
5. 皮肤瘙痒和其他慢性疾病的关系　　　　　　*66*
6. 皮肤瘙痒和吃药有关系吗？主要和哪些药物有关　*67*
7. 为什么洗完澡后更痒了？洗澡的水温热一点可以吗　*67*
8. 老年性瘙痒需要忌口吗　　　　　　　　　　*68*
9. 身上没有皮疹，为啥还痒　　　　　　　　　*68*
10. 老年人双手过多接触水和化妆品易引起的皮肤问题　*69*
11. 洗鱼、虾等海鲜被戳破后为什么手指红肿　　*69*
12. 老年甲的变化特点是怎样的　　　　　　　　*70*
13. 年纪大了，指甲为什么变软容易分裂　　　　*70*
14. 引起足跟干裂的原因　　　　　　　　　　　*70*
15. 足跟干裂和季节变化的关系　　　　　　　　*71*
16. 鸡眼和胼胝是如何发生的　　　　　　　　　*71*
17. 湿疹会传染吗？可以根治吗　　　　　　　　*72*

18. 湿疹和晒太阳有关系吗 　　　　　　　　　　　　　　72
19. 湿疹严重还可以洗澡吗？水温多少合适？
    可以用肥皂吗 　　　　　　　　　　　　　　　　　73
20. 皮疹好了，外用激素药膏就可以停吗 　　　　　　　73
21. 疥疮是怎样被传染的？治疗应注意些什么 　　　　　73
22. 老年人常见的皮肤肿瘤有哪些 　　　　　　　　　　74

第七章
糖尿病相关皮肤问题及糖尿病足

1. 糖尿病患者容易发生皮肤问题的原因 　　　　　　　79
2. 糖尿病常见的皮肤问题 　　　　　　　　　　　　　79
3. 糖尿病患者皮肤瘙痒该怎么办 　　　　　　　　　　81
4. 糖尿病患者手术后伤口如何护理 　　　　　　　　　82
5. 糖尿病患者在家受伤了怎么办 　　　　　　　　　　84
6. 什么是糖尿病"金钱斑" 　　　　　　　　　　　　　85
7. 糖尿病患者并发了脚气怎么办 　　　　　　　　　　86
8. 糖尿病患者得了股癣怎么办 　　　　　　　　　　　87
9. "异常"的甲怎么办 　　　　　　　　　　　　　　　87
10. 糖尿病患者遇到急性甲沟炎该怎么办 　　　　　　　89
11. 脚的正常形态 　　　　　　　　　　　　　　　　　90
12. 脚呈现紫红色是正常吗 　　　　　　　　　　　　　91
13. 脚为什么这么麻木 　　　　　　　　　　　　　　　91
14. 脚为什么容易干裂 　　　　　　　　　　　　　　　91
15. 什么是糖尿病足 　　　　　　　　　　　　　　　　92
16. 哪些人容易并发糖尿病足 　　　　　　　　　　　　92
17. 糖尿病足有怎样的危害 　　　　　　　　　　　　　93
18. 糖尿病足好发于哪些部位 　　　　　　　　　　　　93

19. 什么是糖尿病高危足　　　　　　　　　　　　　95
20. 糖尿病高危足的易感人群　　　　　　　　　　95
21. 糖尿病高危足患者该怎么做　　　　　　　　　96
22. 脚趾变"黑"了怎么办　　　　　　　　　　　　97
23. 走起路来为什么"左摇右摆"　　　　　　　　97
24. 糖尿病患者两侧足趾关节突出如何处理　　　　98
25. 糖尿病患者长了鸡眼该怎么办　　　　　　　　99
26. 糖尿病患者脚趾头"勾"起来了，怎么办　　　100
27. 足部管理小窍门　　　　　　　　　　　　　　100
28. 老年糖尿病患者血糖自我管理　　　　　　　　105
29. 注射胰岛素后皮肤上有瘀斑怎么办　　　　　　106

第八章
长期卧床老年人不容忽视的皮肤损伤——压疮

1. 什么是压疮　　　　　　　　　　　　　　　　111
2. 发生压疮的原因　　　　　　　　　　　　　　111
3. 压疮的好发部位　　　　　　　　　　　　　　112
4. 压疮的分期　　　　　　　　　　　　　　　　113
5. 发生压疮的后果　　　　　　　　　　　　　　116
6. 什么是皮肤的"压力"　　　　　　　　　　　117
7. 老年人为什么容易发生压疮　　　　　　　　　117
8. 预防压疮的措施　　　　　　　　　　　　　　117
9. 减压是预防压疮的重中之重　　　　　　　　　118
10. 居家长期卧床的老年人，如何选用床垫及翻身枕　119
11. 居家照护如何协助老年人进行正确翻身　　　　119
12. 坐位时如何预防压疮　　　　　　　　　　　　120
13. 足跟部的压疮不容忽视　　　　　　　　　　　120

14. 营养与压疮的关系　　　　　　　　　　　　*121*
15. 大小便失禁对皮肤的影响　　　　　　　　　*121*
16. 发生压疮后的对应措施　　　　　　　　　　*121*
17. 如何区别压疮和其他皮肤异常情况　　　　　*122*
18. 压力性损伤、失禁性皮炎如何区分　　　　　*123*

第九章
下肢静脉性溃疡

1. 下肢血管性溃疡的分类　　　　　　　　　　*127*
2. 什么是下肢静脉性溃疡　　　　　　　　　　*127*
3. 下肢血管疾病发生的高危因素　　　　　　　*127*
4. 下肢静脉性溃疡易发人群　　　　　　　　　*129*
5. 下肢血管静脉瓣膜的作用　　　　　　　　　*131*
6. 下肢静脉瓣膜被破坏的原因　　　　　　　　*131*
7. 导致下肢静脉压力增高的原因　　　　　　　*132*
8. 下肢静脉性溃疡的好发部位　　　　　　　　*132*
9. 下肢静脉性溃疡的临床表现　　　　　　　　*132*
10. 下肢静脉性溃疡筛查　　　　　　　　　　　*133*
11. 下肢静脉性溃疡的治疗　　　　　　　　　　*134*
12. 压力治疗对下肢静脉性溃疡的作用　　　　　*134*
13. 压力袜的压力分级　　　　　　　　　　　　*136*
14. 穿压力袜的禁忌证　　　　　　　　　　　　*137*
15. 穿压力袜的注意事项　　　　　　　　　　　*137*
16. 怕袜子弹性变差，不洗袜子可以吗　　　　　*138*
17. 夏天需要穿压力袜吗　　　　　　　　　　　*138*
18. 睡眠时是否需要穿压力袜　　　　　　　　　*139*
19. 促进下肢静脉性溃疡伤口愈合的方法　　　　*139*

20. 下肢静脉性溃疡周围皮肤该如何护理 **139**
21. 下肢静脉性溃疡愈合后如何预防复发 **140**

第十章
癌性伤口及管理

1. 什么是癌性伤口 **143**
2. 癌性伤口有哪些分类 **143**
3. 癌性伤口有哪些特征 **144**
4. 癌性伤口与其他常见伤口有什么不同 **145**
5. 癌性伤口渗液量的分级 **146**
6. 癌性伤口气味的分级 **147**
7. 癌性伤口的换药频次 **147**
8. 哪些方法可以减少癌性伤口渗液的量 **148**
9. 哪些方法能够有效去除癌性伤口气味 **149**
10. 癌性伤口疼痛如何管理 **149**
11. 居家期间如何预防癌性伤口出血 **150**
12. 伤口出现哪些情况要及时到医院就诊 **151**
13. 家庭在癌性伤口治疗中的重要作用 **151**

第十一章
肠造口管理

1. 什么是肠造口 **155**
2. 理想造口是什么样子的 **155**
3. 肠造口术后护理用品 **155**

4. 如何做好居家造口护理　　　　　　　　　　　*156*
5. 造口护理流程　　　　　　　　　　　　　　　*156*
6. 肠造口周围有缝线，多久可以拆线　　　　　　*159*
7. 出院后造口需要如何观察　　　　　　　　　　*159*
8. 出院后造口周围皮肤观察重点　　　　　　　　*160*
9. 造口术后，应如何选择饮食　　　　　　　　　*160*
10. 造口术后如何运动　　　　　　　　　　　　 *161*
11. 造口术后可以洗澡吗　　　　　　　　　　　 *161*
12. 造口术后，可以外出旅游吗　　　　　　　　 *161*
13. 造口需要定期复诊　　　　　　　　　　　　 *162*

第十二章
老年人皮肤健康管理日常注意点

1. 老年人如何穿出健康　　　　　　　　　　　　*165*
2. 老年人洗澡小贴示　　　　　　　　　　　　　*166*
3. 沐浴用品的选择　　　　　　　　　　　　　　*166*
4. 正确饮食，吃出健康皮肤　　　　　　　　　　*168*
5. 哪些皮肤疾病需要防晒　　　　　　　　　　　*169*
6. 学会防晒，让你更年轻　　　　　　　　　　　*171*
7. 人体皮肤为什么需要保湿？保湿剂如何选择　　*172*
8. 常用的尿素和凡士林是什么类型的保湿剂　　　*175*
9. 老年人用激素药膏是不是更容易骨质疏松　　　*176*
10. 老年人皮肤病患者的局部用药注意事项　　　 *177*

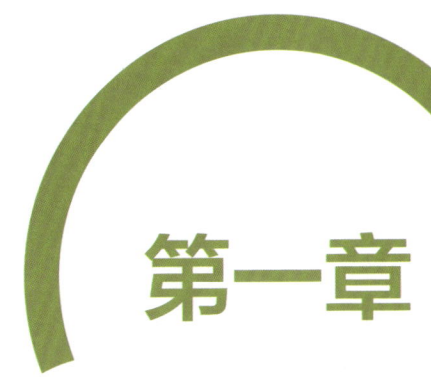

第一章

人体皮肤结构及老年人皮肤特点

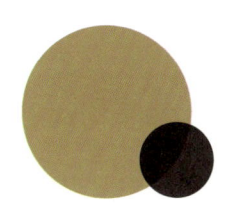

1. 皮肤的结构

皮肤是人体最大的器官,被覆于机体的表面,与口腔、鼻、尿道口、阴道口、肛门等体内管腔表面的黏膜移行连接,构成闭合系统,维持人体内环境的稳定。正常成年人皮肤表面面积为 $1.5 \sim 2 \, m^2$,表皮和真皮的重量为体重的5%～8%,如果包含皮下组织,皮肤的总重量可以达到体重的16%左右。

皮肤由表皮、真皮、皮下组织、皮肤附属器(包括毛发、皮脂腺、汗腺、甲等)及皮肤的血管、淋巴管、神经等构成(图1)。皮肤的最外层为表皮,为角化的复层鳞状上皮组织,主要由上皮细胞(又称为角质形成细胞)和树枝状细胞组成。真皮由致密的结缔组织构成,含有纤维、基质和各种结缔组织细胞,真皮内有毛囊、皮脂腺、汗腺等皮肤附属器结构和丰富的血管、淋巴管、神经和肌肉等组织结构。皮下组织是体表的浅筋膜,主要成分是脂肪组织。身体各处的皮肤在厚薄上有相当大的差异,平均为 $0.5 \sim 4 \, mm$,皮肤的厚度因年龄、性别、部位、职业、工种的不

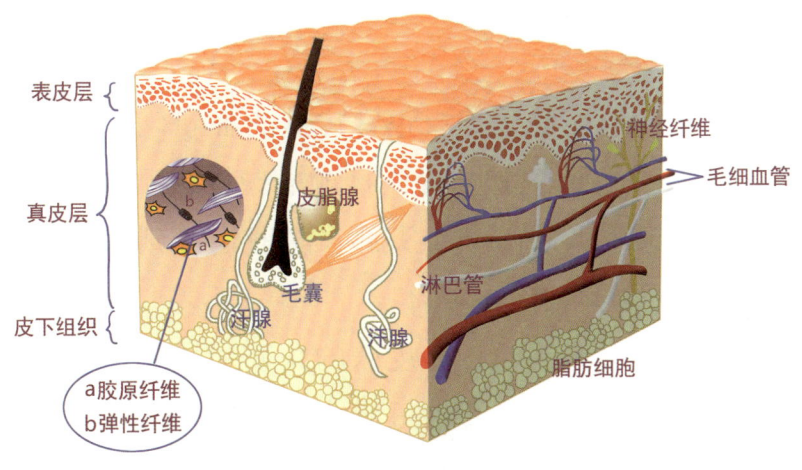

图1 皮肤的结构

同而有所不同，表皮在掌跖处最厚，约1.5 mm，而在眼睑处则非常薄，不到0.1 mm。真皮在背部最厚，可达3 mm以上。皮下脂肪层在腹部和臀部较厚，而在鼻部和胸部则比较薄。

2. 皮肤的主要功能

皮肤的生理功能不仅对机体的健康有非常重要的作用，还能反应机体内脏是否有病变。正常情况下，皮肤担负的主要功能有防护、吸收、分泌和排泄、感觉、调节体温、代谢以及免疫。

3. 皮肤的防护功能

皮肤覆盖于机体全身，它的防护作用主要表现在两个方面：一方面可以防止外界有害物质入侵而造成伤害；另一方面可以防止体内水分电解质和营养物质的丢失（图2）。因此，皮肤在保持机体内环境的稳定上发挥着重要的作用，主要表现为：

- 对机械性损伤的防护，比如摩擦、挤压、牵拉、撞击等。
- 对物理性损伤的防护，比如对光、电、磁等有一定的防护作用。
- 对化学性损伤的防护，正常皮肤表面pH值为5.5～7.0，最低可以到4.0，可以中和与皮肤接触的碱性物质，起到缓冲作用，某些特殊部位，如前额、头部、腹股沟等则略偏碱性，对酸性物质有缓冲作用。
- 对生物性损伤的防护，皮肤的角质层、皮脂腺、汗腺等部位寄生着许多微生物，但在正常情况下并不引起皮肤感染，只有在机体免疫力下降或皮肤环境因素改变时才会对人体造成伤害。

- 防止体内营养物质的丢失，正常皮肤可以通过汗腺或皮脂腺排泄一定量的水分和其他少量物质，但电解质和营养物质都不能通过角质层而丧失，因此皮肤具有较好地防止体内营养物质丢失的作用，一旦皮肤结构被破坏，则屏障功能就会受

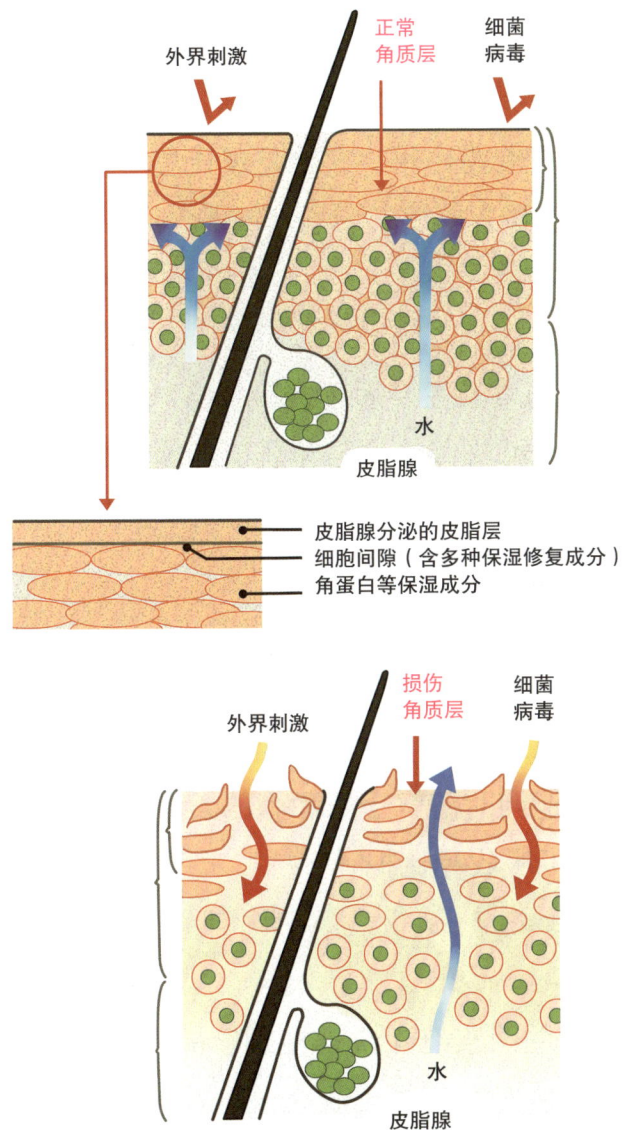

图2 皮肤的防护功能：正常角质层（上）、损伤角质层（下）

到影响，甚至丧失保护作用，造成水分、电解质和营养物质大量的流失。正常情况下，成人每天经皮丢失的水分为240～480 mL（不显性出汗），但如果角质层全部丧失，每天经皮丢失的水分将增加10倍以上。

4. 皮肤的吸收功能

人体皮肤有吸收外界物质的能力，称为经皮吸收。经皮吸收对维护身体健康具有重要作用，它也是现代皮肤科使用外用药物治疗皮肤病的理论基础。

（1）吸收的途径

皮肤吸收外界物质的主要途径是角质层，其次是毛囊、皮脂腺和汗腺，所以皮肤的吸收能力与角质层的厚度、完整性和通透性有关。角质层的水合程度越高，皮肤的吸收能力就越强。

（2）吸收的物质

经皮吸收的物质主要有水分、电解质、脂溶性物质、酚类药物、激素、重金属以及盐类、脂类、气体等。皮肤可以吸收大量脂溶性的物质，对能同时溶解于水和脂的大多数物质，其吸收速度可以与经消化道的吸收相比拟。

（3）影响皮肤吸收的因素

影响皮肤吸收的因素有年龄、性别、部位、时间等，另外，生理性因素、病理性因素（如皮肤充血、理化损伤及皮肤疾患）等也都可以影响皮肤吸收。

5. 皮肤的分泌和排泄功能

皮肤主要通过汗腺和皮脂腺进行分泌和排泄。

（1）汗腺分为小汗腺和大汗腺

小汗腺的分泌和排泄受体内外温度、精神因素和饮食的影响，小汗腺可分泌大量水分，与体温调节有关，主要发挥散热降温、抑菌、柔化角质、排泄某些物质等作用。大汗腺在人体已经退化，仅局限于部分有毛发存在处，如腋窝、乳晕、脐周会阴部和肛门周围等，与体温调节无关。大汗腺分泌的物质包含液体和固体两部分，液体主要为水分，固体有铁、脂质、荧光物等。大汗腺的分泌物被细菌分解后，可以产生特殊的臭味，俗称"狐臭"。

（2）皮脂腺的排泄物为皮脂与表皮细胞

皮脂腺的排泄物和外界的水分共同形成皮脂膜，主要作用为乳化水分、促进维生素D吸收、抑制真菌、细菌生长以及润滑皮肤和毛发。影响皮脂分泌的因素有年龄、性别、人种、温度、湿度、昼夜节律影响、饮食和营养等。

6. 皮肤的感觉功能

正常皮肤具有感知体内外各种刺激的作用，从而引起相应的神经反射，防止机体发生损害。皮肤的感觉作用一般有两大类：一类是单一感觉，主要包括触觉、压觉、痛觉、温觉、冷觉等；另一类是复合觉，由几种不同的感受器或神经末梢共同感知，并经大脑皮质综合分析形成的感觉，主要有湿、干、光、糙、软、硬等。

此外，皮肤还有形体觉、两点辨别觉和定位觉等。痒觉又称瘙痒，是皮肤黏膜的一种特有感觉。中枢神经系统的功能状态对痒觉有一定的影响，如精神舒缓或转移注意力，可以使痒觉减轻，而焦虑、烦躁或过度关注时，痒觉可加剧。

7. 皮肤的调节体温功能

正常情况下体温在昼夜之间呈周期性波动，一般6:00～8:00最低，13:00～18:00最高，但波动的幅度不超过1℃。机体的体温主要由皮肤和肺进行调节，机制是糖类、脂肪等物质氧化以及机体运动产生能量导致体温上升，而皮肤和肺则通过排汗和呼吸散发能量，从而维持机体恒定的体温。如果机体产热多，散热少，引起体温升高，反之则导致体温下降。体表散热主要通过辐射、对流、传导和汗液蒸发完成。环境温度过高时，主要的散热方式是汗液蒸发。

8. 皮肤的代谢功能

与其他组织器官相比，皮肤的代谢功能具有特殊性，在生物代谢方面发挥着重要的作用，通过参与能量的代谢、糖代谢、脂类代谢、蛋白质代谢、水和电解质的代谢等，维持机体正常的生理功能。

9. 皮肤的免疫功能

皮肤是重要的免疫器官，包括获得性免疫（特异性免疫）和天然性免疫（非特异性免疫），是人体抵御外界有害因素的第一道防线，可以有效地防止物理性、化学性以及生物性等有害物质对深层组织的损伤，同时对人体适应周围环境生长发育也具有十分重要的作用。与年龄有关的免疫系统衰退被称为"免疫老化"，以细胞介导的免疫功能下降以及体液免疫应答的减少为特征，导致一些患者出现过敏表现。

10. 皮肤屏障功能如何形成

皮肤屏障的结构基础是最表面角质形成细胞形成的角质层、角质细胞间的脂类和天然保护因子，共同形成了经典的"砖墙"结构体系，主要功能为防止体内水分和电解质的流失，阻止外界环境的侵害，有利于机体内稳态的维持。它主要表现为以下两点。

（1）经皮水分丢失屏障

各种内在、外在因素都会影响皮肤的渗透屏障，如气候、身体的压力和许多皮肤及系统疾病等，是评价皮肤功能的重要指标。

（2）抗微生物及免疫屏障

健康的皮肤表面也覆盖有很多的微生物，但是人体不会被感染。在天然皮肤防御系统中，角质形成细胞是作为效应细胞，产生抗菌肽物质，从而抑制皮肤表面微生物生长的。

11. 皮肤病患者有哪些主观症状

皮肤病患者的主观症状通常分为全身症状和局部症状。全身症状有畏寒、发热、乏力、食欲缺乏及关节疼痛等。局部症状有瘙痒、疼痛及麻木感等。

（1）瘙痒

皮肤病最常见的症状，其程度轻重不一，可表现为阵发性、间歇性或持续性，瘙痒范围可局限，也可广泛呈现各种瘙痒症状，常在夜间寒冷环境中加重，发生机制不明。临床上常见的瘙痒性皮肤病，有荨麻疹、慢性单纯性苔藓、神经性皮炎、湿疹、银屑病等。有些老年患者由于皮肤干燥，常常出现顽固性瘙痒症状，某些系统性疾病，比如糖尿病、黄疸、肝肾功能不全、尿毒症等也伴有瘙痒症状。

（2）常见的疼痛类型

有刺痛、钝痛、烧灼样疼痛等，发生机制主要是由于各种炎症介质或代谢产物刺激皮肤神经末梢而引起，范围多较局限。引起疼痛的皮肤病主要有带状疱疹、皮肤化脓性感染、结节性红斑等，有时接触性皮炎也可以引起疼痛，并伴有烧灼感。

（3）麻木感

指患者失去各种浅感觉，常见于麻风病患者。

12. 常见的皮肤损害有哪些

根据皮肤损害发生和发展的规律，可以分为原发性皮肤损害和继发性皮肤损害。

(1)原发性皮肤损害

指有皮肤病病变直接产生的皮肤损害，较早出现，如丘疹、斑疹、风团、结节、水疱、脓疱、结节、囊肿等。

(2)继发性皮肤损害

指由原发性皮损转变而来，或因为搔抓、摩擦、治疗不当而引起的损害，如浸渍、糜烂、溃疡、坏疽、痂、鳞屑、皲裂、瘢痕、抓痕、萎缩、苔藓样变等。

13. 老年人皮肤的特点

人过中年皮肤便开始衰老，60岁以后皮肤老化更加明显。老年人的皮肤有以下5个特点。

(1)萎缩

皮肤起皱变薄，干燥松弛，光泽减退，弹性减少，血管脆性增加，容易出现紫癜、瘀斑等。

(2)增生

老年人在表皮萎缩的同时，面部皮肤会出现以表皮增生为主要特征的老年疣，在皮脂腺萎缩、分泌减少的同时，颧、额、鼻部反倒可见皮脂腺增生。由于血管硬化，管腔缩小，老年血管瘤也很见。老年人还容易长癌、生瘤，这些都是增生性疾病的反应。

(3)迟钝

皮肤的功能降低，容易受热，中暑受凉感冒。皮肤的反应性减退，容易受损，对细菌病毒、真菌等病原性微生物的防御力也削弱。

（4）敏感

对某些因素作用后的反应过于强烈，比如皮肤干燥、瘙痒、疼痛等。老年人的皮肤特别容易发痒，许多老年人的背部皮肤并不干燥，却瘙痒难耐，这是皮肤敏感的反现。

（5）皱纹

由于老年人表皮层细胞增殖能力下降，角质层变薄，真皮层的弹性纤维、胶原纤维以及皮下脂肪减少，导致皮肤变薄、松弛、弹性降低，产生皱纹。

14. 皮肤老化的主要表现

随着人的年龄的增加，人的皮肤一般都会出现逐渐的老化，皮肤老化的速度因人而异。通常情况下人从25周岁以后皮肤就开始逐渐老化。一般皮肤老化的主要表现是一些肉眼看到的或者是看不到的表现，能看到的主要表现是皮肤的弹性下降，皮肤出现皱纹，色泽变得昏暗，颜色加深，有的可能会出现一些角质异常或者角化过度等；看不到的主要是一些皮肤附属器的萎缩，比如汗腺或者皮脂腺的萎缩，从而导致皮肤出现干燥或者裂纹。

15. 皮肤老化的原因

（1）年龄因素

皮肤老化一般从25周岁左右开始，是唯一不可避免的因素。

（2）健康因素

患肾病、肝病、妇科病等慢性疾病时，皮肤更容易老化。

（3）环境因素

长期阳光暴晒、风吹雨淋或者海水侵蚀，皮肤容易衰老。

（4）精神因素

用脑过度、思虑过多、精神紧张、心情烦闷等，皮肤容易老化。

（5）营养因素

生活习惯、内分泌的紊乱、皮肤保养不当、用药不当等都可以引起皮肤老化。

16. 雌激素在皮肤老化中的作用

雌激素通常是从卵巢中分泌合成的，皮肤是雌激素在非生殖器官中最大的靶器官，雌激素对于皮肤的生理作用主要体现在：

- 对成纤维细胞具有刺激作用，能够促使产生更多的胶原蛋白和透明质酸。
- 阻止紫外线的伤害。
- 减缓皮肤的光老化，光老化的原因主要是雌激素水平的降低，引起皱纹形成、皮肤弹性降低、皮层中的弹性纤维结构紊乱、明胶酶的活性降低，可以导致胶原蛋白的含量减少等，绝经后雌激素水平的下降会加速皮肤的老化。

17. 绝经期女性需要补充雌激素吗

皮肤老化的表现与绝经期雌激素水平下降有关，包括萎缩、干燥、皱纹、脆性增加及伤口难以愈合。虽然有研究表明雌激素替代疗法可以一定程度地提高绝经女性的皮肤胶原含量，改善皮肤老化，但是在服用雌激素的过程中，务必在医院就诊，通过医生的综合评估，遵从医嘱服用。

18. 雄激素和头发生长的关系

雄激素与脱发是有直接关系的，雄性激素分泌过多时会抑制头发的生长，使毛母细胞失去活性，开始角质化，使头发进入休止期；还可以对毛囊产生毒性作用，使毛囊逐渐萎缩，导致头发的生长周期缩短，从而引起脱发。常见的表现是发际线明显增高，头顶部的头发会逐渐脱落，越来越稀疏，男性和女性都有可能脱发。雄激素性脱发有着比较明显的遗传倾向，通常会呈现家族的继发现象。

19. 老年人的皮肤感觉是迟钝了吗

老年人部分感觉器官被破坏或丧失，大部分的感觉、灵敏度会下降，痛阈会提高。老年人因感觉的迟钝，发生意外伤害的概率就上升了。

20. 情绪、心理变化也会导致皮肤病发生吗

皮肤是人体最大的可见器官，它不仅是躯体与外界环境接触的屏障，也是接收外界信息的重要器官，还是反映情绪变化和直接接受情绪影响的器官。在心理生理上，皮肤的功能有感觉功能、防御功能、情感接受功能、情感表达功能等，所以不良的精神心理变化如焦虑、紧张、烦躁、抑郁、易怒等，可以引起或加重各类皮肤疾病，如银屑病、特应性皮炎、白癜风、斑秃、脱发、系统性红斑狼疮、荨麻疹、痤疮等。

21. 物理因素引起的皮肤病变

物理因素可以诱发皮肤病，如热、冷、日光、放射性因素、机械性因素如摩擦或压力等都可以引起皮肤疾病。

（1）热性皮肤病

表现为皮肤红斑、丘疹、丘疱疹、水疱等，重症患者可以出现不同程度的全身症状，如食欲减退、乏力、头痛、嗜睡、眩晕等，甚至累及内脏器官，常见的热性皮肤病，有痱子、夏季皮炎、热激红斑、烧伤等。

（2）冷性皮肤病

表现为皮肤苍白、水肿，后转为暗红色，自觉症状有瘙痒、刺痛、麻木等感觉，常见的寒冷性损伤，包括冻疮、冷红斑、冷纤维蛋白原血症等。

(3) 光线性皮肤病

日光中的紫外线和可见光照射人体，可以引起皮肤急、慢性炎症变化，表现为皮肤暴露部位的红斑、丘疹、水泡等，严重者可以激发皮肤的癌前病变，诱发皮肤癌。常见的光线性皮肤病包括日晒伤、植物-日光性皮炎、多形性日光疹、光线性角化病等。

(4) 放射性皮肤病

放射性因素可以引起放射性皮炎，表现为皮肤急性或慢性炎症，急性可以表现为红斑、水肿、水泡、糜烂等，严重者表现为头痛、食欲减退等全身症状，慢性可以表现为增生性、变性皮肤病，表现为皮肤干燥、粗糙、瘙痒等。

(5) 机械性皮肤病

皮肤长期受到机械性摩擦压迫导致血液循环障碍，表现为局部皮肤过度角化、皲裂甚至坏死，常见疾病包括鸡眼、压疮等。

第二章

老年人常见伤口的类型及特点

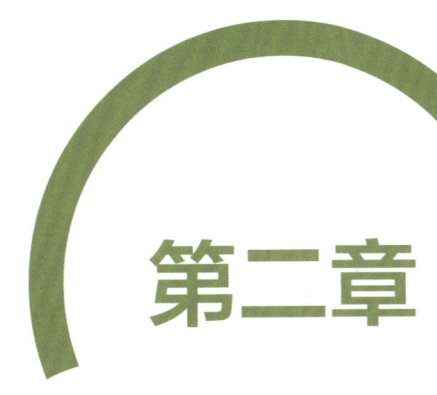
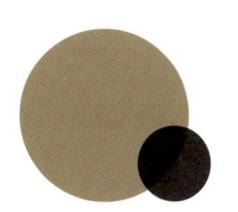

1. 什么是伤口

伤口是指正常皮肤组织在致伤因子,如外界因素:外科手术、外力、热、电流、化学物质、低温及内在因素:如局部血液供应障碍等的作用下所导致的损害,常伴有皮肤完整性的缺失及正常组织的丢失。生活中经常发生皮肤损伤,如烧烫伤、手术后伤口、车祸伤;或是伴随着年龄的增长,长期卧床的老年人,常常会有压疮(褥疮)的产生;糖尿病患者常合并有糖尿病足,即我们通常所说的"老烂脚"等;还有一些生物性的伤口,如猫狗咬伤、蚊虫咬伤等,这些都是生活中经常存在的伤口。

2. 伤口有哪些类别

生活中因为一些原因形成的伤口,根据伤口愈合的时间、受污染的状况、伤口的深度、受伤的原因、皮肤完整性等可以进行不同分类。

(1)按照愈合的时间分类

急性伤口:通过一个有序和有时间性的愈合过程达到结构和功能的完整,我们通常称为一期愈合,如手术及创伤性的伤口(图3和图4)、Ⅱ度烧伤的伤口。急性伤口通常在1~3周内愈合。

慢性伤口:指经过处理,持续4周以上不愈合的或者无愈合迹象的伤口,常见的有糖尿病足(图5)、下肢静脉溃疡(图6)、压疮等。

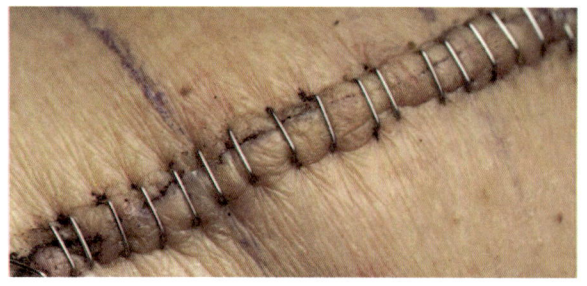

图3 术后伤口　　　　　　图4 手术切口

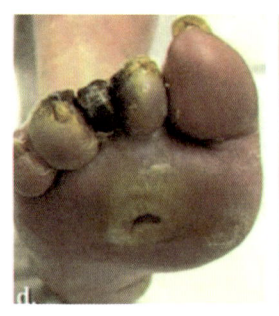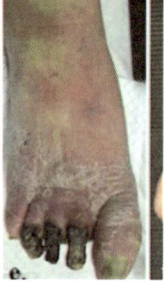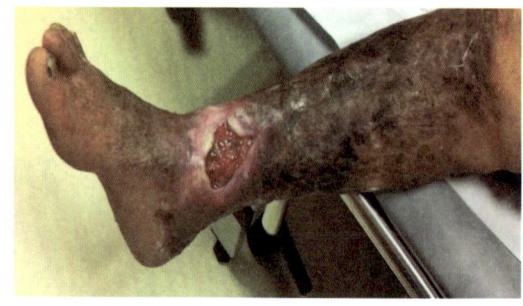

图5 糖尿病足　　　　　　图6 下肢静脉溃疡

（2）根据伤口受污染状况分类

清洁伤口：无污染的无菌手术切口，如肝肾手术切口、头颅手术切口等。

污染伤口：被细菌污染但是尚未发生感染的伤口，急性外伤伤口多属于这一类。

感染伤口：伤口出现了红、肿、热、痛和（或）检查出条件致病的细菌，外观有一些明显的炎性分泌物，如伤口化脓了或者伤口有异味等，都有可能是伤口出现了感染情况，需及时就医。

（3）根据伤口的深部分类

部分皮层损伤伤口：如皮肤的擦伤、水疱、Ⅱ度烫伤或者烧伤，通常是指皮肤的表皮和部分真皮损伤的伤口。

全皮层伤口：如压疮的3期、4期，某位老年患者因为心脏病需要长期卧床，尾骶部出现了破溃，深部已至骶骨并且肉眼可见筋膜和肌肉。全皮层伤口是指伤口从表皮、真皮扩展到皮下组织、筋膜和肌肉或是骨骼的伤口。

（4）根据产生伤口的原因分类

创伤性的伤口如车祸伤；物理性的伤口如烧烫伤；生物性伤口如动物咬伤；溃疡性伤口如下肢动、静脉溃疡；糖尿病如血管神经病变引起的糖尿病足溃疡等。

3. 正常伤口是如何愈合的

在正常情况下，伤口愈合过程可分为四个阶段。

（1）出血止血期

损伤后组织破坏、出血，最初的反应是短暂的血管收缩和凝血形成，血管收缩持续5～10分钟，同时血小板聚集并激活凝血因子，促使血块形成并止血，这是伤口修复的开始（图7）。此期持续时间很短，一般损伤即刻开始至伤后1天。

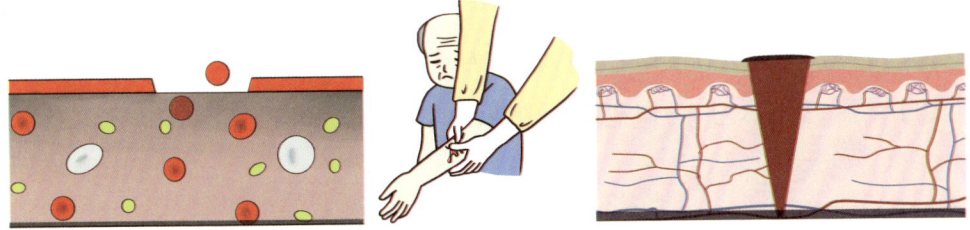

图7　伤口发生以后出血止血期

（2）炎症期

止血的同时炎症反应也开始出现，这一阶段大概持续6天，这属于人体自我保护的一种生理反应，通常会有红、肿、热、痛的症状。炎症反应是机体准备杀死伤口周围的破损的细胞碎片，为伤口的愈合做好准备工作，也是自我清洁的过程。

（3）肉芽组织生成期

新生肉芽组织再生，开始于受伤后3天至3周。伤口愈合的过程中我们经常会觉得有点痒，这是因为新生的神经细胞在接受传递信息，所以会有痒的感觉。

（4）成熟/重塑期

从受伤后20天左右开始，可持续1～2年。这一阶段伤口的韧度和强度会不断增强，部分伤口会形成瘢痕组织。

4. 老年人伤口为什么容易形成慢性伤口

（1）充足的供血是保证皮肤完整和伤口愈合唯一的重要因素

如果一个老年人患动脉粥样硬化、心脏病，且吸烟或患有糖尿病引起的血管疾病，其心血管系统必然工作效率低下，导致组织供血减少，影响了细胞所需营养、氧气的输送，削弱了细胞的免疫力以及废物的排除。细胞排氧不足阻碍了胶原蛋白对开放创面的覆盖，延长了伤口愈合过程的增生期。

（2）年龄有关的免疫力降低延长或阻止了伤口炎症期反应的完成

不经过炎症期，伤口愈合无法进行。如果对糖尿病未能有效控制，会破坏巨噬细胞的功能，减弱免疫反应，并使受感染的危险增大。而肾功能低下也会影响胶原蛋白和肉芽组织的生成，使伤口久难愈合。

（3）营养状况对于老年人的健康非常重要

贫血等营养不良或是过度肥胖是老年人常见病，会严重影响慢性和急性病的治疗，加大了细胞间免疫力的损害，将导致各个种类的伤口愈合期延迟（图8）。

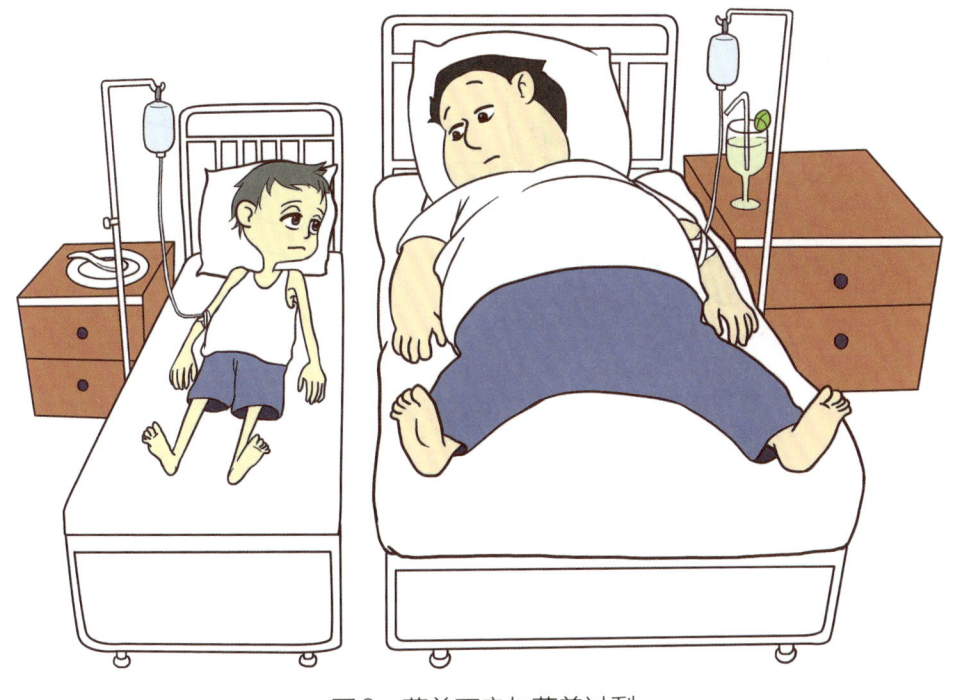

图8　营养不良与营养过剩

（4）干湿度过大影响伤口愈合

干燥的伤口比湿润的伤口愈合慢，尽管对湿度控制有助于上皮生成，但过于湿润会降低愈合组织的耐力。许多原因可使老年人伤口湿度过大，其中大小便失禁最有害，伤口暴露于尿液和粪便中的酶和化学物质之下，容易受到污染和感染。

（5）老年人常用的药物可能使伤口愈合时间延长

比如，地塞米松、甲强龙、氢化可的松等类固醇和消炎药（图9）会减弱炎症反应，肝素易使皮下出血或形成血肿，会降低愈合伤口的抗拉强度。此外，化疗制剂可能妨碍细胞增生，从而减少胶原蛋白合成。

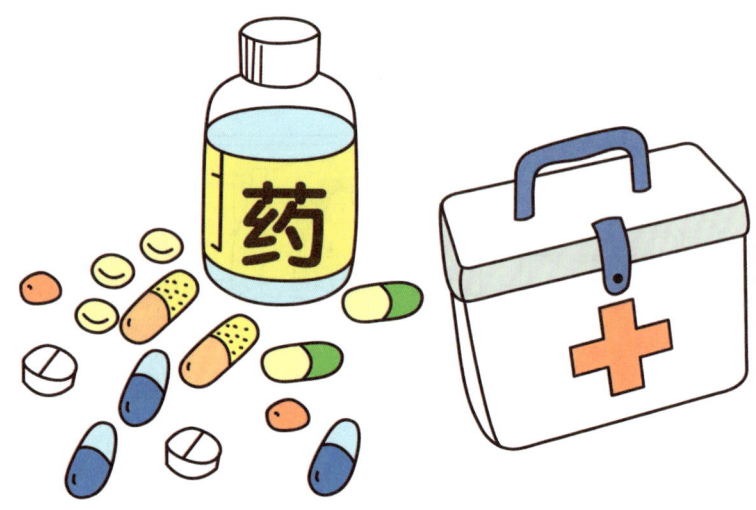

图9　各种药物

5. 老年人常见的慢性伤口形成以后会对生活质量产生影响

老年人常见的慢性伤口如糖尿病患者血管神经病变引起的糖尿病足溃疡、慢性疾病需长期卧床的老年人发生的压疮、下肢血管性溃疡等，这些都是老年人常见的慢性伤口。

老年人伤口一旦形成慢性伤口，会对他们的生活质量产生很严重的影响。

- 慢性伤口会导致慢性疼痛，长期、慢性、顽固性的疼痛会使人睡眠紊乱，食欲缺乏和精神崩溃甚至抑郁、焦虑（图10）。

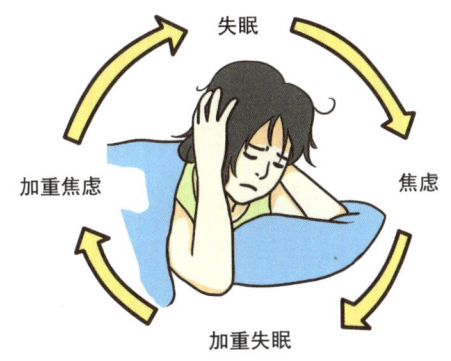

图10　影响老年人生活质量

- 慢性伤口致身体（功能）限制，导致生活方式改变，如下肢溃疡、糖尿病足等会严重影响老年人的行动能力和生活自理能力。
- 伤口渗出液严重影响老年人健康，渗液是从伤口里渗出来的液体，主要成分是水，还有其他电解质、生长因子等。伤口渗液过多，容易外漏造成污染，会使伤口容易感染，延迟愈合。
- 部分伤口，如严重感染、癌性伤口会有异味，会使部分老年人产生社交恐惧及社交障碍，不愿意有更多的社会及亲属、朋友之间的交往。
- 对于身体形象、自我认知及独立性丧失等变化带来的负面情绪和心理反应。
- 慢性伤口的愈合时间长，会给老年人产生一定经济负担，同时也会给照护者造成一定的负担。

6. 慢性伤口居家护理

（1）控制血糖

糖尿病（足）伤口患者要积极控制血糖，每日坚持适量运动。糖尿病患者随着病程延长，会出现不同程度的神经病变，对外伤或者高温所引起的疼痛不敏感，因此忌使用电热毯、热水袋、烤火，忌赤脚走路。一旦出现水泡、破损、感染，一定要找专科医生处理，赢得治疗时间。

（2）护理压疮患者

压疮患者要尽可能自己多活动，不能自行翻身者，家属协助至少每2小时变换体位一次。同时加强营养，合理饮食，补充丰富蛋白质，如鸡鸭鱼肉，以及足够的热量、维生素C，如新鲜的蔬菜、水果等。一旦压疮部位发出恶臭、渗出液量多、压疮周围皮肤红肿热痛，应立即就医。

（3）下肢静脉溃疡患者避免长时间站立与静坐

尽量多走动，锻炼腿部肌肉群，可以抬高下肢促进下肢静脉血液回流。一般静脉性溃疡的患者需要使用压力袜或者弹力绷带施加一定的压力，但是并非每一个患者都适合压力治疗，有些患者在进行压力治疗以后发现伤口还是不见好转，经过检查，发现是深静脉和动脉的功能都不好，应在专科医生指导下进行治疗。

（4）下肢动脉溃疡患者的护理

忌烟酒，忌油腻、辛辣刺激食物。患肢适当保暖，避免过冷过热刺激。过冷可使动脉痉挛，加重缺血；过热增加组织耗氧量。同时适当有规律地进行腿部肌肉锻炼，有利于侧支循环的形成。

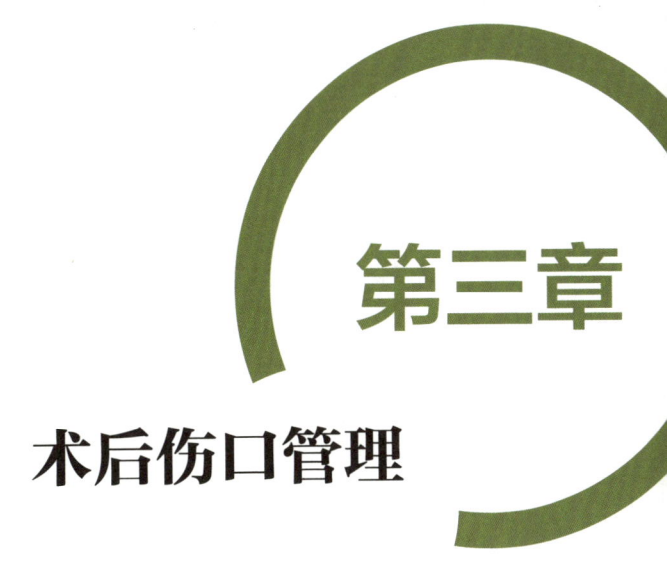

第三章

术后伤口管理

1. 手术后伤口拆线时间

手术后根据伤口的愈合情况及手术部位决定拆线的时间。

无感染的手术伤口术后拆线时间：头部术后5天，胸部术后7天，腹部术后5～7天，身体四肢及末关节术后14天。

手术后应按医生要求定期换药，并由医生来判断是否能拆线。当有伤口愈合不良或者伤口感染时，提前拆线或者延长拆线时间，更甚者需要再次缝合（图11）。

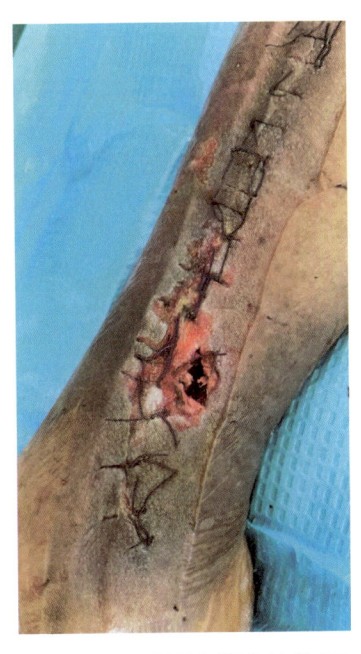

图11 需要再次缝合的伤口

2. 可自行吸收的缝合线缝合的伤口无需拆线

随着快速康复理念以及医疗技术的发展革新，越来越多的术后伤口采用了可自行吸收的缝合线来缝合伤口。这些可吸收线在伤口愈合过程中由于个人体质的差异，吸收或脱落的时间不一，一般1个月左右。术后应按照医生嘱咐的换药频率进行换药直至愈合，如出现以下情况及时就医：

- 缝线反应：伤口愈合良好，但线头和线结处红肿或出现脓包。
- 缝线不吸收：伤口愈合良好，但缝线未吸收，超过1个月也未脱落，能看到线头和线结或感到有异物在皮下。
- 渗血渗液增多或伤口因出汗增多潮湿或被水浸渍。

- 出现伤口感染、伤口开裂情况。

3. 伤口拆线前后管理

（1）拆线前

- 按时定期换药，敷料出现渗液渗血及时就医，在缝线未拆除前不建议自行涂药消毒。
- 伤口愈合中会有瘙痒感，不可挠、抓、抠、搓。
- 伤口敷料保持干洁，应注意避免沾水及潮湿。
- 注意有无缝线反应：手术伤口无异常，线头和线结处红肿或出现脓包，应及时就医。

（2）拆线后

正常的术后伤口在拆线后应处于伤口即将愈合的阶段，会有肉芽组织成长及疤痕组织生成，需注意：

- 伤口会有局部轻微的疼痛属于正常现象，无需过于担心，但如出现剧痛无法缓解请及时就医。
- 伤口表面有痂皮，避免挠、抓、抠、搓患处，等待痂皮自然脱落。
- 伤口有裂口仍有渗血渗液及伤口感染迹象应及时就诊。

4. 术后伤口愈合期间的饮食注意事项

（1）增加优质蛋白质的摄入

因一旦微生物繁殖、伤口渗液多或伴有全身感染症状时，患者机体能量消耗是十分巨大的。因此需要增加优质蛋白质的摄入。含有优质蛋白质的食物主要有：鸡蛋、牛奶、酸奶、瘦猪肉、鱼肉等。

（2）增加维生素及微量元素的摄入

新鲜的蔬菜水果和谷物（米饭、粗粮），以及动物内脏含有丰富的维生素C、维生素B族和维生素D以及铁等微量元素。食物主要有：青菜、菠菜、香蕉、橙子、苹果、小米、猪肝、鸡肝等，或者购买复合维生素片来补充。

（3）不宜吃辛辣刺激食物和过咸的食物

在中医理念中，辛辣刺激食物为"发物"，多食会刺激消化道以及伤口愈合，而过咸的食物会造成伤口的肿胀不利于康复，所以在饮食上也要注意少吃，常见的忌口食物有：咸蛋、咸鱼、辣椒、胡椒、白酒、黄酒等。

（4）糖尿病患者的饮食禁忌

糖尿病患者的血糖控制不佳，将会延长伤口的愈合及加重伤口感染，所以应注意每日在家监测血糖，不可吃含糖高的食物如：巧克力、西瓜、大量的米面食物等，建议去营养科开具膳食套餐来控制热量和糖分的摄入（图12）。

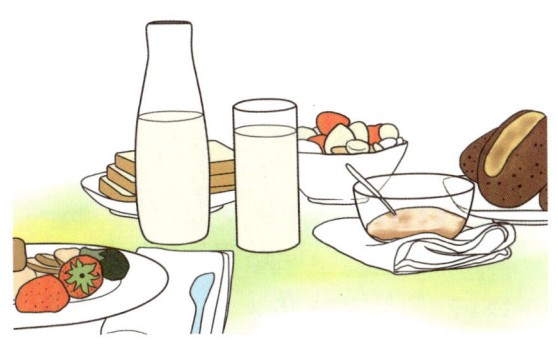

图12 术后饮食

5. 术后伤口愈合期间的自我照顾

术后伤口的自我管理需要患者和家属共同努力，一起养成良好的生活习惯。

（1）定时定期换药

术后伤口需要定期由医生及伤口治疗师进行会诊查看，当渗液多时每日应进行随访，伤口无特殊情况应保证三日换药一次至愈合，切记万万不可自行换药或者不换药，从而造成伤口感染！（图13）

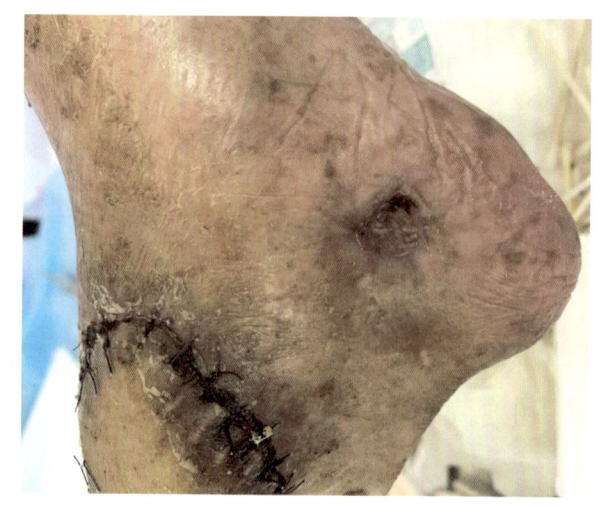

图13　未及时换药的伤口，伤口周围皮肤微生物聚集

（2）勤换衣服，掌握穿脱方法

患者应每日更换衣服，保证贴身衣服舒适不紧绷，外出衣服与居家服应分开穿戴；应注意脱衣裤顺序为先脱无伤口的那侧，再脱有伤口的那侧，穿衣裤顺序为先穿有伤口的那侧再穿无伤口

的那侧。

（3）保持伤口周围干洁

改变过往伤口未长好不可洗澡的观点，患者应每日洗澡或擦身，在洗澡或擦身时，伤口可使用防水敷料，外层使用保鲜膜包裹，保持伤口周围皮肤干燥清洁，在洗澡后及时去除外层保鲜膜并观察敷料有无潮湿，如发现有水汽进入及时换药，居家可使用碘伏棉签再次消毒后使用无菌纱布重新覆盖。

（4）体位管理

伤口在腹部、背部或臀部，应注意翻身时不要压迫伤口，缓慢翻身坐起，避免伤口开裂；伤口在下肢，卧床时应将下肢抬高高于心脏水平，保证血运循环，下地时不可受压或过度用力，可借助拐杖活动；伤口在上肢，站立活动的时候可使用围巾悬吊抬高，卧位时候同样抬高高于心脏水平。

（5）活动照顾

术后可去开阔的场所如公园进行必要的活动锻炼，如慢走散步，不去商场、菜市场等人群聚集处，回家后更换衣服及洗手！

6. 术后伤口疼痛如何评估

首先我们应学会使用痛尺来评估伤口疼痛的程度（图14），对于轻度疼痛（1～3级），主要采用口服解热镇痛药物，比如布洛芬、阿司匹林等，同时分散患者注意力、可以尝试听音乐看电视，多与患者聊天来放松心情；而对于中度以上的疼痛（4～6

级）及重度疼痛（7～10级）应前往伤口门诊由医生开具更强效的止痛药物来缓解疼痛。

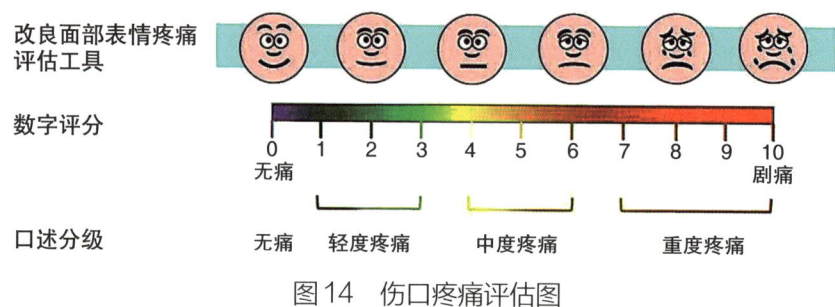

图14　伤口疼痛评估图

其次对于出现中度及重度疼痛应由医生查看伤口明确疼痛原因进行对症治疗。

表1　伤口疼痛分级表

分级	程度	依据	得分	表现
无痛	0	无痛	0	
轻度疼痛	1～3级	翻身、咳嗽深呼吸时疼痛	1	安静平卧不痛，翻身，咳嗽时疼痛
			2	咳嗽时疼痛，深呼吸时不痛
			3	安静平卧不痛，咳嗽/深呼吸时疼痛
中度疼痛	4～6级	安静平卧时疼痛影响睡眠	4	安静平卧时间歇性疼痛，开始影响生活质量
			5	安静平卧时持续疼痛
			6	安静平卧时疼痛较重
重度疼痛	7～10级	翻转不安、无法入睡、全身大汗	7	疼痛较重，翻转不安，疲乏，无法入眠
			8	持续疼痛难忍，全身大汗
			9	剧烈疼痛，无法忍受
			10	痛得生不如死

7. 什么是术后伤口感染

术后伤口感染是指手术后伤口受到微生物入侵，微生物在伤口处繁衍或定植从而引起的炎症反应。术后伤口感染的微生物有多种，常见的细菌有葡萄球菌、大肠埃希菌等，同样真菌也可发生伤口的感染。伤口的感染途径也是多种多样的，分为局部感染和全身性感染。

（1）局部感染

局部感染多数是因伤口周围皮肤的清洁度不够引起局部的菌落繁殖所造成。

（2）全身性感染

如泌尿系统感染、胃肠道或肺部感染的原发灶的微生物随血运的播散转移引起。

所以在手术前要保持手术部位周围皮肤清洁以及预防性抗菌药物使用，手术后定期在伤口门诊进行换药和看诊，以及减少去人群聚集的公共场所，养成戴口罩、勤洗手、擦身、每日更换衣服的生活习惯是非常重要的，良好的生活习惯可以减少术后伤口感染的可能性。

8. 术后伤口感染的表现

术后伤口感染常表现为伤口的"红、肿、热、痛"（图15）：
红——伤口周围皮肤发红；

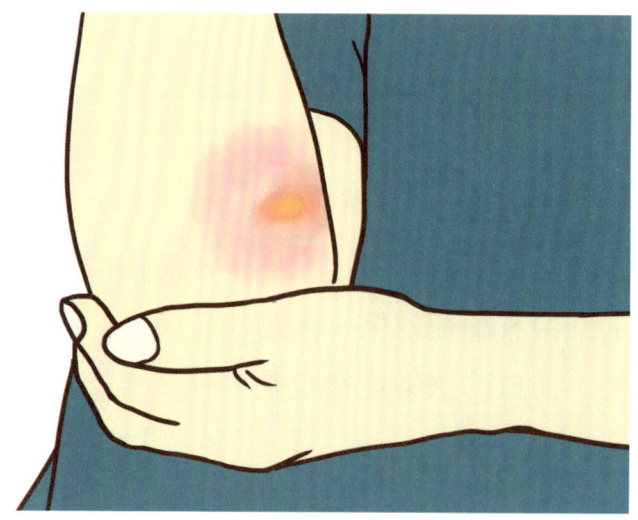

图15　感染伤口常表现为"红肿热痛"

肿——伤口的肿胀，组织的异常隆起；

热——伤口局部皮肤发热，比正常皮肤处温度高；

痛——伤口局部疼痛。

除此以外有些细菌造成的伤口感染会有特殊的异味，比如粪臭味、腥味、腐臭味等。有些老年患者嗅觉减弱，有异味不能及时发现。

当伤口较大或者感染严重时还会引起全身的感染反应，包括发热、寒战及呼吸困难、脉搏细速等一系列感染性休克表现。

照顾者应注意查看老年患者的伤口有无异常，一旦出现以上症状应及时去医院就诊，由医生及专业伤口治疗师来进行处理。

9. 术后伤口感染的分类

（1）按术后伤口感染的时间

分为急性伤口感染和慢性伤口感染。急性伤口感染指1个月以内的伤口感染，慢性伤口感染指超过1个月的伤口感染。

（2）按术后伤口感染的轻重或范围

分为浅表的手术切口感染、深部手术切口感染和器官或腔隙感染。浅表的术后切口感染为切口局部感染没有到深部筋膜或肌层；深部手术切口感染为切口局部感染达深部筋膜或肌层（如果有人工植入物如骨科常用钢板、钢钉等为术后1年）；器官或腔隙的感染为感染深达器官或组织腔隙（如果有人工植入物如骨科常用钢板、钢钉等为术后1年）。

10. 术后伤口感染发生的时间

（1）急性伤口感染

发生在术后第1日至4周内，如果微生物的毒力较强、数量多、繁殖快，那么在术后第1日即可有感染的表现，如血化验白细胞的升高、C反应蛋白的升高、发热寒颤、伤口疼痛及红肿等表现。

（2）慢性伤口感染

一般在术后1个月后发生，主要表现为术后伤口长期不愈合或者愈合后伤口再次破溃及红肿热痛等表现。当伤口感染出现后一定要遵医生及伤口治疗师的指导进行处理和换药。

11. 术后伤口感染的原因及预防

（1）术后伤口感染的原因

- 手术时间长与切开暴露程度大有关：微生物肉眼不可见，手术虽然在层流手术室中进行，但是如果手术过程中持续时间过长以及暴露器官程度大,手术切口越大,机体与微生物接触的概率越高,越容易造成感染。

- 患者自身的身体因素有关:患者自身免疫力下降易造成微生物侵犯,人体有易于适合微生物生长的条件,如血糖控制不佳、营养不良、低蛋白血症、长期血透,以及服用免疫抑制剂等。

(2)术后伤口感染的预防

- 补充营养,提高免疫力:及时补充高蛋白,高维生素、矿物质饮食。
- 保持伤口清洁不过于潮湿:在伤口未愈合前坚持按照医生要求去门诊换药,发现渗血渗液过多及时就诊。
- 糖尿病患者控制好血糖:一日4次血糖监测,按时服药控制好血糖。
- 加强自我防护:患者及照顾者应注意保持个人清洁卫生及不去人群聚集场所,做好防护——戴口罩,勤洗手。

12. 术后伤口感染后居家如何紧急处理

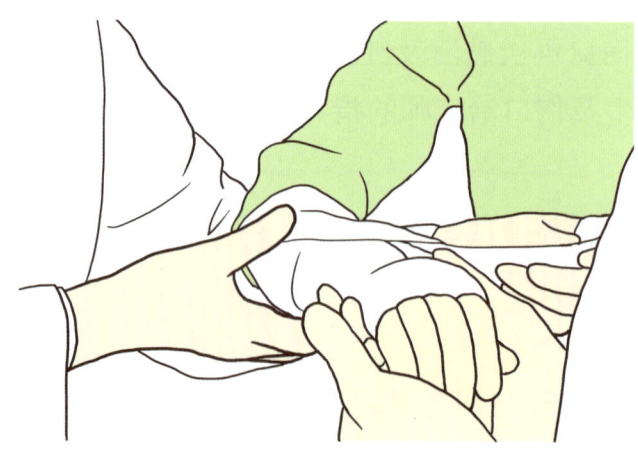

图16　术后换药

（1）浅表的手术切口感染

发现浅表伤口有感染表现，仅仅为红肿，可使用酒精湿敷，或使用碘伏消毒，之后用无菌纱布覆盖，处理后如红肿不消且"红肿热痛"进一步发展，或者切口有波动感，应立即就医（图16）。

（2）深部手术切口感染或器官或腔隙的感染

一旦涉及不可自行处理应立即就医。

13. 术后伤口感染的敷料选择

与传统使用纱布不同，如今的伤口愈合理念是"湿性愈合"，随着医疗技术的进步和发展，术后伤口感染敷料种类繁多，各个种类用法效果不一，价格也差距较大，对于患者而言一定要由医生及伤口治疗师看诊后根据您的经济条件和伤口感染情况进行对症有效地使用，但对于来往不方便的患者及不方便出行的患者而言，需要考虑每日换药来回的便利性。下面将介绍常用的符合"湿性愈合"理念的几种敷料以供参考（表2）。

表2 伤口敷料选择

敷料种类	适合何种伤口使用	换药频率
含银离子敷料	感染伤口，有渗液	1次/2～3日
高渗盐敷料	感染伤口或有水肿伤口	1次/1日
泡沫敷料	感染伤口、渗液多	1次/1～3日
藻酸盐敷料	感染伤口、渗液多、有深度	1次/1～3日
亲水纤维敷料	感染伤口、渗液多、有深度	1次/1～3日

(续表)

敷料种类	适合何种伤口使用	换药频率
水胶体敷料	无感染伤口,伤口将愈合	1次/3～7日
水凝胶敷料	感染伤口有坏死组织、伤口过于干燥	1次/1日

第四章

烫伤管理

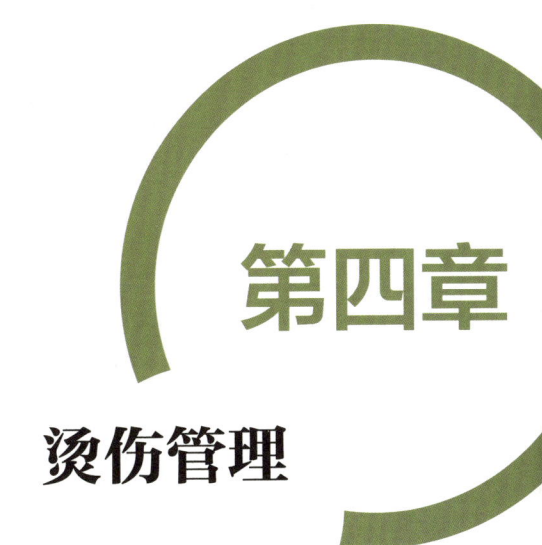

1. 什么是烫伤？常见烫伤分类

烫伤主要是由于热力导致的身体组织损伤，烫伤后血管渗出的液体会进入烫伤局部组织造成肿胀破溃（图17）。当烫伤程度严重时，机体组织直接碳化焦痂，失去所有功能甚至休克，烫伤会破坏机体的保护屏障，特别容易造成感染的发生。

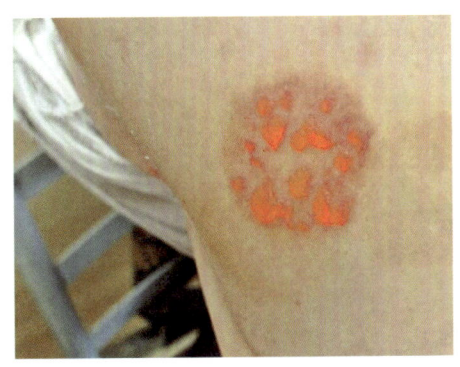

图17　烫伤伤口

常见的烫伤种类主要有以下3种：
- 干性热源烫伤，如电击伤、火焰烫伤等。
- 湿性烫伤，如水蒸气烫伤、热水烫伤、热油烫伤等。
- 化学性烧伤，如硫酸灼伤、硝酸灼伤等。

在日常生活中，烫伤以在厨房发生为多，如热水烫伤、热油烫伤，以及火焰烫伤。

2. 烫伤的面积评估方法

烫伤面积国内常用手掌法和中国新九分法（表3）估算。

手掌法适用于儿童和小面积烧伤，可方便患者自行估算，以伤者本人的一个手掌（五指并拢）占体表面积1%来估算。

中国新九分法主要适用于成人，将人体各部分定位为若干个9%，算法较复杂，以下是简表，便于初步判断，如碰到烫伤面积较大请及时送医并由医生判断核算。

表3　中国新九分法（11个9%与1个1%）

口诀	部位	占比（%）	合计
头颈九	头部	3	9%（1个九）
	面部	3	
	颈部	3	
上肢十八	双手	5	18%（2个九）
	双前臂	6	
	双上臂	7	
躯干二七	躯干前侧	13	27%（3个九）
	躯干后侧	13	
	会阴	1	
下肢四六	双臀	5	46%（5个九+1个一）
	双大腿	21	
	双小腿	13	
	双足	7	

3. 如何判断烫伤程度

判断烫伤程度一般采用三度四分法（表4），分为Ⅰ°、浅Ⅱ°、深Ⅱ°和Ⅲ°，患者可根据下表的归纳做出初步判断。除了基础的深度以外还应根据烧烫伤的面积进行综合判断，一般分为轻、中、重、特重4大类。其中，轻度烫伤为Ⅱ°，烫伤面积小于10%；中度烫伤为Ⅱ°烫伤面积10%～30%或Ⅲ°烫伤0～9%；重度烫伤为Ⅱ°烫伤面积30%～50%或Ⅲ°烫伤10%～20%；特重度为Ⅱ°烫伤面积大于50%或Ⅲ°烫伤大于20%。如果有合并吸入性损伤或其他器官脏器的损伤，则严重程度往上提升。

表4　三度四分法

分级	外观特点	感觉	创面温度
Ⅰ°	局部红斑（红肿热痛）无水疱，干燥，无感染	烧灼痛	微高
浅Ⅱ°	水泡产生，基底红润，有水肿	痛觉敏感	温度增高
深Ⅱ°	水泡产生，基底苍白，明显水肿	疼痛感觉迟钝	局部温度略低
Ⅲ°	创面苍白或焦黄碳化，基底碳化如皮革	疼痛消失	局部发凉

4. 皮肤水肿和水泡的处理方法

烫伤后小的水泡不用抽吸，也不要随意撕破水泡表皮，水泡随着肿胀的消除会自行吸收，伴有水肿的伤口可以使用泡沫敷料进行包扎，并且抬高患肢促进回流。对于大的水泡，可以使用碘伏局部消毒后使用无菌注射器抽吸后按压，注意不要去除水泡外层表皮，之后进行包扎，当伤口愈合后外层的表皮会自行脱落，所以对于大水泡的处理一定要前往医院由医生和伤口治疗师进行处理。

5. 治疗烫伤的常见外用药物

当前各种常用的烫伤药膏，如中药成分，油剂的。在不了解烧伤情况下建议不要轻易购买。烫伤后请先至医院就诊，医生会根据伤口的情况开具对应的烫伤药膏。烫伤伤口在早期渗液较多时，可以联合使用磺胺嘧啶银油纱和无边泡沫敷料起到保护创面、保湿及抗菌的作用，在上皮爬行期可以使用水凝胶外涂，进行伤口的保护和促进愈合。

6. 民间偏方治疗烫伤真的管用吗

经常听说的烫伤民间偏方有涂酱油、涂盐、涂麻油等，这些都是不科学的！烫伤本就损坏了皮肤的保护屏障，造成机体的抵抗力和防御力下降，不管是盐还是酱油都会加剧疼痛，同时也不利于烫伤伤口的散热降温，而且这些偏方还会造成伤口感染。

烫伤后最好的方法是在伤口完整的情况下，立即在冷的流动水下冲洗15～30分钟降温。一定要记住先冲洗再脱去衣物，及时减轻热力对局部的损伤最重要，同时用干净的棉布或毛巾包扎后去医院治疗。如果烫伤后伤口已经破溃，请注意不可随意用冷水冲，否则容易造成伤口感染。

7. 如何预防烫伤

在日常生活中，厨房以及卫生间是经常碰到热源的地方，特别是对于老年人，照护者应加强对厨房明火用具和热水器的维护，保证其安全性。在使用热水时一定要嘱咐老年人先开冷水然后再开热水，防止烫伤，同时在做菜时应防止热油烫伤，端菜时注意戴防烫手套，减少与热源接触的机会。

8. 低温烫伤的发生原因

低温烫伤是一种慢性烫伤，是由于皮肤长时间接触温度大于45℃的物体而引起的。通常，这种低温物体对于一些感觉迟钝或睡觉比较沉的人来说不会引起重视，比如说一些老年人或婴幼儿、醉酒者、瘫痪患者等，最常见的就是热水袋引起的局部皮肤低温烫伤。

冬季到来的时候，很多人喜欢使用一些取暖设备，比如电热毯、暖手宝、热水袋等，要注意不要长时间让皮肤直接接触这类热源，尤其伴有其他疾病（糖尿病、下肢静脉炎等）的老年人。如果一定要用，要注意温度的调节，可以用毛巾或衣物包在热水袋外面隔热，不要直接与皮肤长时间接触。

低温烫伤后伤口表面看似不严重，实则损伤已达到深层。待患者发觉疼痛时，烫伤已到达肌肉层，形成了空腔。所以，一旦发现有低温烫伤，应及时到医院就诊，否则可能出现感染溃烂等情况。

9. 如何预防化学性灼伤

在日常生活中常见的化学制品有浓硫酸、84消毒液以及生石灰等，这些化学制品应放在不易碰到的位置。同时要经常检查有效期和瓶身完整性，保证无泄漏，特别是老年人居住环境中，照护者要做好安全检查，在取用时应佩戴橡胶手套，必要时佩戴防护眼镜，轻拿轻放。

一旦发生浓硫酸和生石灰灼伤身体部位，应使用干毛巾立即擦去，之后再使用流动冷水冲洗，并立即送医，如不慎溅入眼睛也应用干毛巾擦去，之后不可揉眼睛并立即送医就诊，等医生去除化学品。

10. 电灼伤预防及处理

（1）预防

电灼伤是由高压电引起的皮肤灼伤，部分职业电工在工作中没有做好保护措施而导致的，也有一些是家庭用电不当而导致的。老年人应尽可能远离电线，尤其是一些外皮脱落、破损的电线，注意观察警示标识，对一些家用电器要做到熟悉操作守则，不做危险的行为，注意持续工作的电器安全质量。如果家里有患阿尔茨海默病的老年人，更要注意用电安全，可在插座处安装插座保护罩，丢弃破损的电线等。

（2）处理

发生电烧伤应当及时发现，及时处理。
- 立即切断电源。
- 如患者出现心脏骤停，立即进行心脏复苏，拨打120进行急救。
- 轻微电灼伤，立即用流动冷水进行冲洗15分钟左右。或者用冰块冷敷，缓解疼痛。
- 及时到医院处理，根据灼伤程度判断是否要注射破伤风。
- 定期进行伤口换药，观察伤口软组织是否有红肿发黑、组织坏死等情况。

- 禁食辛辣有刺激性的食物，多食高蛋白质、维生素C含量高的食物。

11. 烫伤后如何快速康复

如果烫伤面积不大，属于轻微烫伤，可以先使用冷水冲洗伤口部位，持续冲洗半个小时。或者敷冰块，持续半小时以上，再进行专业的包扎处理。如果出现小水疱，可以不用刺破疱皮，一段时间后可自行吸收。

如果烫伤比较严重，面积较大，在家里的处理首要的是持续敷冰块或者冷水冲，然后及时到医院进行处理。定期换药，对症使用相应的敷料和口服药。

饮食上注意清淡，营养均衡，可以多吃一些富含胶原蛋白的食物，但是要避免食用辛辣、油腻、刺激的食物，以免刺激伤口，延长愈合时间。

12. 新愈合的皮肤如何保护

新愈合的皮肤比较脆弱，要注意防护，防止摩擦、受压等二次伤害，注意防晒，禁止使用一些刺激性的护肤品。如果皮肤局部出汗，可以使用纸巾轻轻擦拭干净。

注意清洁，每天可以使用清水或弱碱性的清洁剂进行清洗新皮肤，防止皮肤感染和受刺激。如果患者是瘢痕体质，可以在医生的建议下外涂一些抗瘢痕的药物。

饮食上注意不要吃辛辣和刺激性的食物，多吃一些水果蔬菜，吃一些高蛋白食物，比如鸡蛋、肉类等。

第五章

急性伤口管理

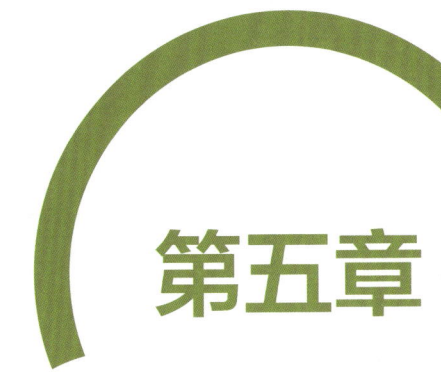
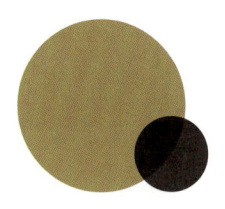

1. 伤口简单快速的止血方法

在紧急情况下，手帕、毛巾、布条等干净的物品都可以用来临时包扎伤口，包扎完毕后用手或其他物体在敷料上施以压力，把血管压扁，从而使血流变慢，血凝块更易于形成。这种压力必须持续15分钟以上才会奏效。较深的部位如腋下、大腿根部可将纱布填塞到伤口处再加压包扎。将受伤部位抬高也有利于止血。简单止血后应及时到医院进行伤口的专业处理。

2. 如何选用合适的消毒剂进行伤口消毒灭菌

生活中我们常用的消毒剂有乙醇（酒精）、碘酒、碘伏。不同的消毒剂消毒原理不同，适用于不同的伤口，在消毒的时候需要根据伤口的具体情况、感染的具体情况来选择合适的消毒剂。

乙醇：乙醇消毒的原理就是通过破坏细菌达到杀菌的作用。但是由于乙醇有着较强的刺激性，所以一般只用来对伤口周围的皮肤消毒，不能直接涂在伤口上。否则不但刺激伤口，患者十分疼痛，还会使伤口表面的蛋白凝固，影响伤口的正常愈合。

碘酒：碘酒消毒的原理就是碘元素可破坏蛋白和酶，使微生物死亡，但碘酒是不能涂在伤口上的。

碘伏：这是最为常用的消毒剂，对于皮肤的刺激性小，没有腐蚀作用，同时可以形成一层保护膜，避免细菌再次感染。对碘过敏的患者应禁用。

3. 伤口暴露会好得更快吗

伤口暴露在外，是否能让伤口愈合得更快，与伤口具体的类型有直接的关系。如果伤口面积较小或者伤口比较表浅，可以不包扎，局部涂抹抗感染的药膏比如百多邦、复方多黏菌素等，有助于快速的愈合。

如果伤口较深或者伤口范围比较广，需要适当进行包扎，否则暴露在外容易导致发生二次损伤，也容易继发细菌的感染，从而不利于愈合。本身存在感染的伤口，需要先通过局部用药等方式对感染进行控制。目前的新型敷料具有透气、吸收渗液、控制感染等多种功能，可根据医生的建议使用。

4. 急性伤口缓解疼痛的方法

（1）口服止痛药

如果局部出现严重的外部损伤或者手术创伤，可能会引起伤口剧烈的疼痛感。晚上睡觉的时候如果伤口仍然疼痛，可口服曲马多、布洛芬等。如果局部出现了伤口感染的现象，一定要通过药物进行抗感染治疗。

（2）冷敷治疗

在损伤后的24小时内使用效果更佳。通过冷敷镇痛能够减少血液流动，促进伤口愈合，也是一种比较好的止痛方式。

（3）热敷

热敷一般适用于损伤24小时以后采用。对于闭合性的伤口，如果出现明显伤口疼痛感，可以选择局部热敷的方法来改善病情，可起到一定的活血化瘀作用。这种治疗方法对于没有破溃的伤口有很好的缓解效果，能够起到止痛作用。

（4）转移注意力

伤口疼痛的缓解方法比较多，可以选择看书、听音乐、看喜剧片等方法来转移注意力。

伤口疼痛对健康影响非常大，也是比较严重的一种现象，所以应该及时到医院进行检查和治疗，在医生的建议下，合理用药可以有效地改善疼痛感。可以选择局部涂抹消炎药膏、口服止痛药品来改善病情。治疗期间要注意合理的饮食，不能吃辛辣刺激性的食物或者海鲜类的食品。

5. 伤口结痂就是愈合了吗

伤口结痂有2种情况，一种是正常结痂，结痂脱落后伤口痊愈；另一种是异常结痂，结痂下方有大量的脓液，表面痂皮看似干燥，但是局部有红、肿、热、痛。异常结痂需要到医院就诊，揭除异常痂皮，清除痂下腐肉组织，每日换药，控制局部伤口感染。

6. 饮食和生活习惯会对伤口愈合造成的影响

出现伤口后，如果长期食用垃圾食品，摄入过多刺激、辛辣、油腻的食物，就会导致营养物质供给不足，从而造成伤口愈合速度较慢。所以，在有伤口的情况下，应该遵循清淡饮食的原则，改掉挑食偏食的习惯，多吃一些含有丰富维生素、矿物质等营养物质的食物,多吃新鲜的蔬果,能够促进伤口快速愈合。

如果患者过于肥胖,伤口部位可能发生脂肪液化,从而降低伤口愈合的速度。另外,有伤口的时候如果继续吸烟,也会导致伤口周围血管收缩,从而影响伤口愈合。

以上就是生活习惯和饮食可能会影响伤口愈合的常见因素。在有伤口的情况下,建议保证足够的休息时间,远离烟酒。另外,适当改善饮食结构,多吃一些含有丰富营养物质的食物,帮助身体补充热量,远离垃圾食品。除此之外,需要保证伤口部位的清洁干燥,不要随意在伤口部位涂抹药物。如果伤口部位出现了感染,应该及时就医进行处理。

7. 什么是疖、痈

疖,又叫疖子、热疖头,是一种急性的细菌性化脓性炎症,由金黄色葡萄球菌引起,常出现在头面部、颈部和臀部等部位。发病初期表现为红、肿、热、痛的小结节,以后逐渐肿大,数天后结节中央变软,顶部出现黄白色脓头,脓液流出后炎症会慢慢

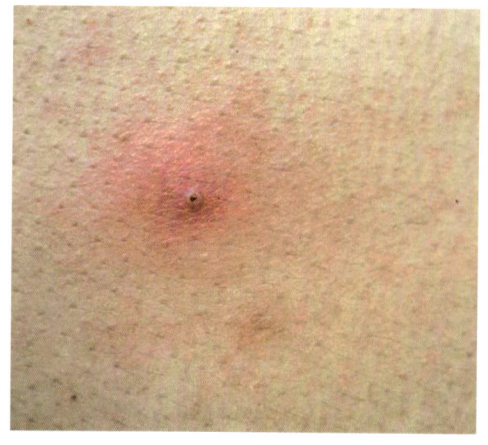 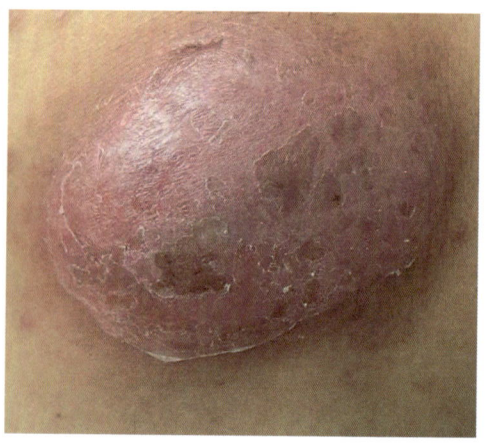

图18 疖和痈

消退。

痈主要是由金黄色葡萄球菌引起,具体表现为多个毛囊、皮脂腺、汗腺的急性化脓性感染。颈部、后背、腰部都是常发区域。局部除了红、肿、热、痛外,还有可能出现全身发热症状。

疖是单个毛囊的炎症,痈是多个毛囊的炎症,经常由多个相邻的疖融合而成(图18)。

8. 体表疖、痈形成后如何处理

很多疖或痈在早期出现时,只是局部的炎症反应,早期进行干预处理,效果会比较明显。当发现局部有疖的表现时,可先用酒精或者碘伏消毒,然后涂抹鱼石脂软膏,大量涂抹,每日多次。涂抹后可用合适的敷料覆盖,每日更换。数日后炎症消退,可停止涂抹。若涂抹1～2周后炎症未消退,有继续扩散的征象,要到医院普通外科进行专业处理。

9. 什么是丹毒

丹毒俗称"流火",大多数是由乙型溶血性链球菌引起的急性感染性皮肤病,可累积皮肤表层、皮下组织内淋巴管及其周围软组织。最常见的感染部位是下肢和面部,局部常表现为红斑、热、痛(图19)。

根据皮肤破损的表现可以分为以下几类:

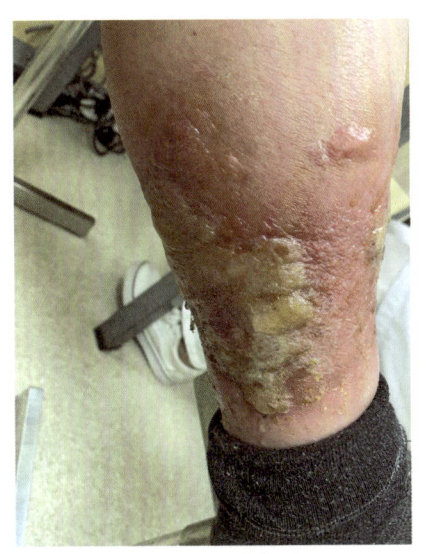

图19 丹毒

- 水疱、大疱或脓疱型丹毒，此种丹毒表现为大片状的水疱，水疱内是果冻状的分泌物。
- 坏疽型丹毒，炎症波及皮下组织，引起皮肤坏疽，这种情况往往比较凶险。

10. 什么是甲沟炎

甲沟是指甲板周围的皮肤凹陷之处（图20）。甲沟炎是指（趾）甲周围皮肤出现了炎症感染，细菌通过甲旁皮肤的微创破损侵袭至皮下并生长繁殖引起。在手指，多由于刺伤、撕剥肉刺或修剪指甲过深等损伤引起。在足趾，多因嵌甲、鞋子过紧或者踢足球时发生的踩伤以及部分外伤引起的。

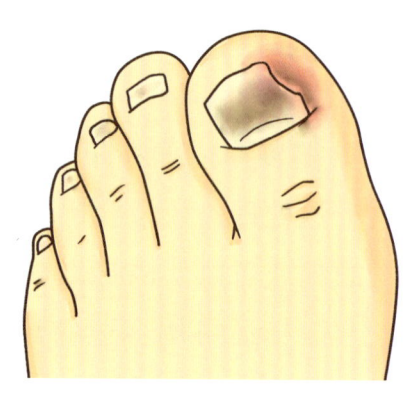

图20　甲沟炎

11. 甲沟炎的处理方法

甲沟炎发生后，一旦患处受到外力压迫会非常疼痛，严重者甚至不能走路。甲沟炎初期表现为红肿，发展一段时间后会出现肉芽增生，长期不处理后会出现感染，局部出现腐烂，所以在早期进行适当的处理和干预十分关键。

主要的处理方法是用新洁尔灭酊浸泡，每日多次。如果有指甲嵌入，可使用挖耳勺等坚硬的金属器材轻轻地把嵌入的指甲抬起，用指甲刀进行修剪，并用磨甲器打磨平整，防止再次嵌入。

12. 日常擦伤、碰伤如何处理

皮肤擦伤碰伤后，首先要清洗伤口，可以用棉签或者化妆棉蘸矿泉水擦拭，0.9%的生理盐水最佳，把伤口清洗干净以防细菌滋生。要注意清洗力度不宜过重，否则会破坏伤口肉芽组织，导致出血等情况。

伤口清洗干净后，马上开始止血。如果伤口较小，通过按压的方式则可自行止血，但如果伤口比较大的话，则建议使用绷带或者干净的布缠在上面，然后按压半小时左右。

止血后，就要对伤口进行消毒处理。用碘酒消毒，可防止细菌感染，有效保护脆弱的皮肤。红药水、紫药水不适合涂抹在伤口上，因为有时伤口看似干燥，实则内部已有感染，涂抹这类药水会掩盖病情。

13. 蜱虫咬伤后如何处理

夏季是蚊虫多发的季节，尤其在公园等有水有植物的地方，我们的皮肤经常遭受到这些小虫的骚扰。其中有一种虫叮咬后一定要及时处理，这就是蜱虫，也叫牛虱。蜱虫经常躲在草丛里，靠吸取宿主的血液为生。一旦接触到蜱虫，其便会吸附在皮肤上，不断吸食身上的血液。由于蜱虫爬在皮肤上，就好像一颗黑痣，不容易让人注意。随着时间的推移，局部便会出现红肿热痛、瘙痒、溃烂，如果不及时处理，症状会越发明显，全身也会随之出现发热、四肢无力、肢体酸痛等异常表现。一旦出现这些症状应第一时间就医，到普外科换药室进行局部的清创和换药处理，可有效控制毒素的扩展，减轻全身症状（图21）。

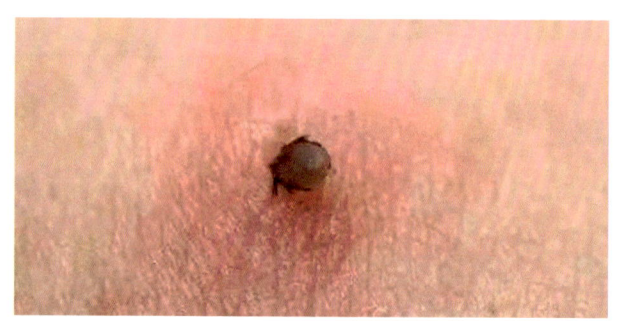

图21　蜱虫咬伤

14. 钉子等锐利物品造成穿刺伤如何处理

穿刺伤发生后，要注意观察深度。如果感到刺伤了某些器官，要保持镇静，就地取材，使用衣服在近心端进行包扎，并且尽量减少伤口部位的移动。如果是小而浅的伤口，可以慢慢将异物拔出，用清水冲洗伤口，有条件最好进行消毒处理再包扎。然后应及时到医院进行就诊，穿刺伤后一般均须到医院注射破伤风，再做伤口的专业处理。

15. 猫狗咬伤后如何处理

（1）检查伤口

充分检查伤口的大小，主要观察伤口的面积、深度和受伤位置，看是否伤及了大的血管、神经等，如果出血严重，要及时用止血带或绳子勒紧止血。

（2）冲洗

不管是疯狗还是正常的狗，都可能携带狂犬病毒。条件有限的话可以选择用流动的清水对伤口进行冲洗，如果条件允许可以选择0.9%的生理盐水、碘伏等冲洗伤口，最大限度地清理干净伤口中的细菌和病毒。

（3）挤压

因为猫、狗等动物所导致的伤口往往面积小，但伤口深。如果只是用简单的清水冲洗并不能将毒素完全冲出，所以要用力挤压伤口周围的软组织，有助于伤口处动物唾液和污血的排出。

（4）消毒

猫狗咬伤后可以先使用大量生理盐水冲洗，然后用碘伏溶液擦洗伤口，对伤口进行消毒处理。

（5）对症治疗

对于狗咬伤的治疗重要的是要注射抗狂犬病血清或狂犬病疫苗。注射狂犬病疫苗有时限性，越早越好，最好能够在24小时之内。而抗狂犬病血清，最好能够在被咬伤之后的48小时之内注射。

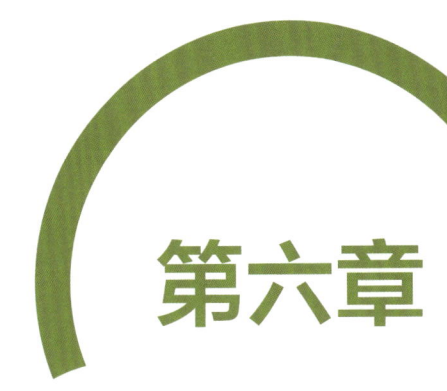

第六章

老年人常见皮肤损害

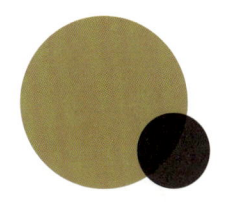

1. 容易引起过敏的药物

药物过敏是指药物或其代谢产物作为变异原引发的免疫介导反应，药物过敏引起的过敏时间因人而异，有的几秒或几分钟，有的几小时甚至更长。引起过敏的药物种类有很多，包括抗生素类药物、磺胺类药物、镇静安眠类药物、解热镇痛类药物、麻醉用药、血清制剂疫苗，甚至某些中草药，所以在使用以上这些药物的时候，一定要注意是否会出现过敏反应。同时，要在医生的指导下进行用药，用药后必须密切观察。

2. 皮肤干燥是一种病吗

皮肤干燥症是一种以皮肤干燥为特征的皮肤病，其症状主要为皮肤干燥，糠状脱屑伴全身瘙痒，洗澡后加重，可以见于任何年龄。好发于双小腿伸侧，病情进展缓慢，冬季及干燥季节加重，可能是因为年龄增长、气候变化、洗澡水过热或洗涤用品碱性强等导致，由于皮肤变干，可以引起脱屑、皲裂，伴瘙痒或疼痛。

皮肤干燥还可以因为身体的一些变化，服药情况和治疗所引起。随着年龄的增长，75%的64岁以上老年人都有皮肤干燥，激素水平改变、甲状腺机能减退、糖尿病、营养不良都可引发皮肤干燥，这可能是由于饮食不当引起。此外，引发皮肤干燥的因素还有痤疮、红斑狼疮或者过敏治疗的不良反应，以及有皮肤干燥的家族史。

3. 皮肤干燥症的管理

皮肤干燥症管理的关键是受损角质层屏障的修复和含水量的维护。干燥症最常见的治疗方法是外涂保湿剂。保湿剂可以减轻干燥和原发刺激,并且可以避免出现与干燥相关的症状。

保湿剂有多种成分组成,其中最重要的是吸湿剂和润肤剂两大类。吸湿剂通过角质层吸取潮湿环境中的水分增加皮肤含水量;润肤剂是脂质类成分,可以通过增加含水量使皮肤柔软,有助于维持皮肤屏障的完整性。另外,凡士林油等封闭剂成分可以在皮肤表面提供屏障,减少水分流失,增加角质层的水分含量。

4. 皮肤瘙痒和皮肤老化的关系

老年性瘙痒症多以躯干最痒,多是因为皮脂腺功能减退、皮脂分泌减少、皮肤干燥、退行性萎缩和过度洗烫等因素所致,女性患者可能是绝经后综合征的一种表现。

5. 皮肤瘙痒和其他慢性疾病的关系

皮肤瘙痒首先见于许多皮肤疾病,包括过敏性皮肤病、炎症感染性、物理性寄生虫性,甚至一些肿瘤性皮肤病都可以引起皮肤的瘙痒。身体的某些内脏疾病也可以引起皮肤瘙痒,比如甲状腺机能异常、糖尿病、肾炎、贫血、肝胆疾病、尿毒症、风湿、药物反应、妊娠以及烟酒和辛辣刺激性的食品,都可以引起皮肤瘙痒。此外，瘙痒也与许多外来的刺激有关，如寒冷刺激、炎热刺激、穿着化纤类的制品、使用碱性过强的洗涤用品、外用药物等。另外，皮肤萎缩、皮脂腺及汗腺分泌机能减退等也可引起皮肤干燥，也可以成为瘙痒的外来致病因素。

6. 皮肤瘙痒和吃药有关系吗？主要和哪些药物有关

有些药物在治疗过程中引起肝肾毒性而导致瘙痒，比如吗啡和阿片。与老年人瘙痒有关的最重要的药物包括强心剂（血管紧张素转化酶抑制剂、钙离子拮抗剂、抗降血脂药）、水杨酸盐类药和化疗药物。其他药物如镇痛剂、B族维生素、造影剂、金制剂、氯喹、磺胺类药物，都可以引起瘙痒。

7. 为什么洗完澡后更痒了？洗澡的水温热一点可以吗

如果出现洗完澡之后身上更痒的现象，可能是洗澡时间过长、水温过烫或使劲用洗澡巾搓澡使皮肤角质层受损，皮肤外层的保护膜受到损伤，角质层缩水能力下降，皮肤干燥所引起，也有可能是洗护用品过敏导致。所以，建议老年人尽量降低洗澡的水温，温度在32～37℃，可以根据季节的不同做适当的调整，洗澡的时间不要过长，控制在5～10分钟，不要使劲揉搓。洗完澡后可以用润肤剂加强保湿滋润，冬天开暖气、空调时可以配合加湿器的使用，或者在室内放置一盆水，增加空气的湿度。如果明确是洗护用品过敏，应及时去除过敏原，选择合适的、温和的，最好是偏弱酸性的沐浴乳，避免使用清洁力过度的碱性香皂，减少对皮肤的刺激。

8. 老年性瘙痒需要忌口吗

皮肤瘙痒的老年人在饮食方面需要注意，尽量避免食用辣椒、大蒜等辛辣刺激性的食物，戒烟戒酒，尽量少喝浓茶、咖啡等刺激性的饮料，防止加重皮肤瘙痒。如果明确是因为鱼、虾、海鲜等食物过敏引起的皮肤瘙痒，则应回避这些容易过敏的食物，平时可以适当多喝温水，多吃一些富含维生素的新鲜蔬菜和水果，补充维生素。

9. 身上没有皮疹，为啥还痒

老年人身上瘙痒主要是皮肤干燥的问题，特别是在北方，因为随着年龄增加，皮脂腺分泌功能会降低，皮肤缺少油脂润滑皮肤，就会容易干燥出现瘙痒。如果持续瘙痒，还要注意以下几个问题：

（1）是否患有糖尿病

因为糖尿病的患者容易身上痒，除了糖尿病以外还有肝病、肾脏功能不好，都可以使老年人身上发痒。

（2）是否有血液病或者血液方面的异常

比如嗜酸细胞增多性皮炎等。

总之老年人身上痒，除了皮肤本身干燥以外，还要关注内脏系统及血液系统的疾病。建议老年人定期进行身体检查,如果是单纯的皮肤干燥性瘙痒,以润肤止痒为主要的治疗,如果是内脏系统疾病应及早治疗原发症状。

10. 老年人双手过多接触水和化妆品易引起的皮肤问题

双手反复接触水和化工产品容易导致慢性接触性皮炎,俗称"家庭主妇手",表现为皮肤干燥、皱缩、局部红斑脱屑伴剧烈瘙痒。

指甲也会因此发生甲前端和甲床分离,甲板连接线逐渐后退,呈现不规则的甲分离线。减少接触后,这种甲分离会自行恢复,再次接触又会发生,呈周期性发作。双手接触水过度,也会导致甲沟的慢性损伤,容易诱发假丝酵母菌(念珠菌)感染,表现为甲沟明显肿胀、甲护膜消失、轻度压痛、无明显脓性分泌物。继之引起甲板的发育异常,表现为甲表面粗糙、纵嵴、甲萎缩变薄、甲分离、合并铜绿假单胞菌感染呈现绿甲综合征等。

11. 洗鱼、虾等海鲜被戳破后为什么手指红肿

可能是感染了类丹毒,它是一种由类丹毒杆菌引起的急性皮肤炎症。类丹毒是流行于动物,尤其是猪的一种急性传染病,鱼、海鲜、虾等也有可能成为带菌者,一旦手部有外伤,接触后便有可能受到感染。潜伏期

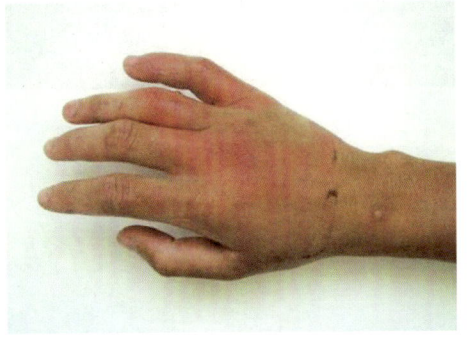

图22　手指红肿

为1～3天，初时患处疼痛，可以有轻微发热、头痛及全身酸痛症状，数日后出现皮疹，手指常常因为肿胀或按痛不能自由屈伸。青霉素治疗有很好的疗效（图22）。

12. 老年甲的变化特点是怎样的

甲老化的临床表现，包括甲板的颜色、轮廓、直线生长、表面和厚度的变化，这些改变可能由多种因素引起，包括动脉硬化或末梢循环障碍、紫外线照射、创伤和错误的生物力学。

13. 年纪大了，指甲为什么变软容易分裂

首先需要排除一下真菌感染，因为真菌感染以后，早期可能会引起指甲变软或者是指甲变脆，从而导致这种症状的发生。除此之外，也有可能是指甲的干燥或者是指甲缺水而形成的，指甲缺水有可能是长时间使用碱性洗浴用品，刺激指甲的甲母质部分，从而导致甲母痣对于指甲的营养功能下降，出现指甲变脆变软。当然还有其他的可能，比如微量元素的缺乏也会导致指甲变脆变软（图23）。

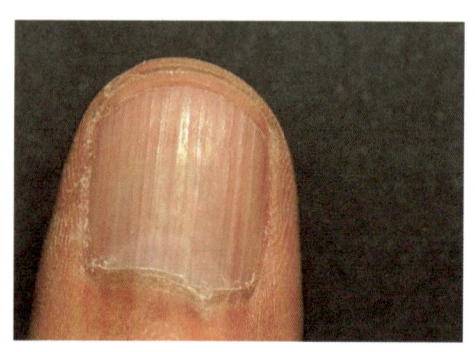

图23 指甲问题

14. 引起足跟干裂的原因

足跟皮肤干裂是由于长时间的天气寒冷、摩擦刺激或者是病

理性的因素等，导致足跟角质层过厚，变脆变硬，弹性降低。而皮下汗腺分泌不足，没有皮脂的保护作用，当局部活动或牵拉力较大时就可以引起皮肤干裂，严重的还会出血、开裂，引起皮肤皲裂（图24）。

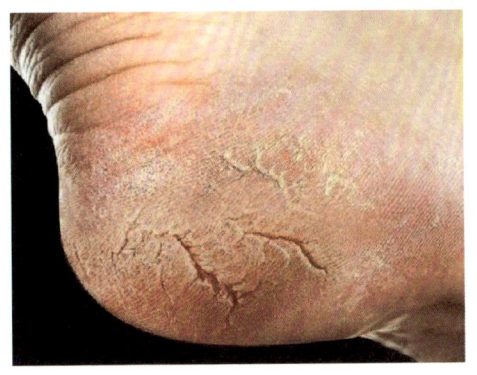

图24　足跟干裂

15. 足跟干裂和季节变化的关系

随着季节的变化，空气中的湿度和温度相对来说并不是非常的稳定，很有可能会出现一些变化。对于皮肤比较干的人来说，就很有可能出现一系列问题，皮脂分泌就会减少，干裂的情况相对来说就会更加严重。另外，由于年龄的不断增加，身体的一些机能可能会出现下降的趋势，人体的血液循环也就会出现降低，这个时候皮肤弹性相对来说会变差，也有可能出现干裂。另外，秋冬季节相对干燥，如果人体水分摄入不足，皮肤情况也会发生变化，脚后跟容易出现干裂。

16. 鸡眼和胼胝是如何发生的

鸡眼和胼胝都是因为长期受到压迫和摩擦诱发的角质层增厚引起的（图25）。鸡眼常发生在突出的受力部位，如小趾外侧或拇趾内侧缘，也可见于趾背及足跟，站立或行走受压时自觉剧痛。胼胝好发于掌跖受压迫和摩擦处，局部汗液分泌减少，感觉迟钝，多无自觉症状，严重者可疼痛。预防这两种疾病，关键是去除诱因，尽

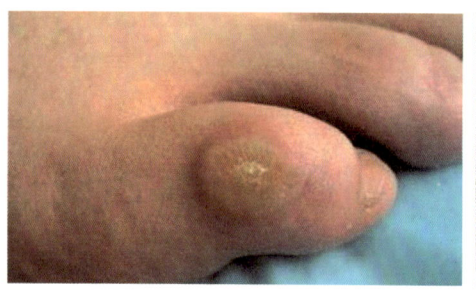
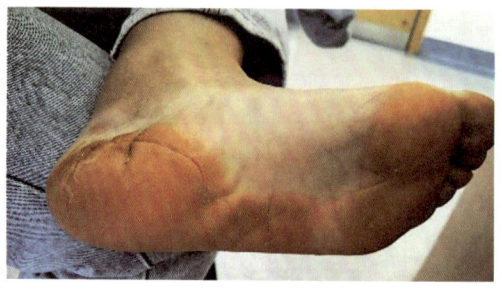

图25　鸡眼和胼胝

量避免摩擦和挤压。老年人穿鞋应宽松舒适，减少足部受压。

17. 湿疹会传染吗？可以根治吗

湿疹是由多种内外因素引起的浅层真皮和表皮炎症，临床特征是皮损具有多形性，分布弥漫，对称发作，剧烈瘙痒，反复发病，容易演变为慢性疾病，病因比较复杂，常常是内外多种因素相互作用所致。内因中遗传因素是最主要的原因，另外，精神紧张、失眠、劳累、情绪变化、内分泌功能失调、胃肠功能障碍等都可以导致湿疹的发生及加重；外因与生活环境、气候、饮食、感染等因素相关，如日光中的紫外线、寒冷、炎热、干燥、多汗、动物皮毛、化学物品、化妆品、感染等。湿疹不具有传染性，疾病可以控制，但无法根治（图26）。

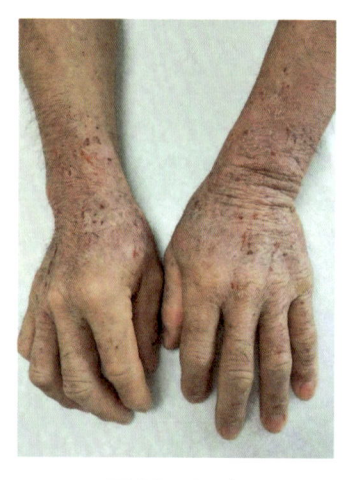

图26　湿疹

18. 湿疹和晒太阳有关系吗

患有湿疹的患者可以适当晒太阳，但是要避免受热、出汗，因汗水会刺激皮肤，加重病情。如果湿疹患者处在急性期或亚急性期，因为有红斑、丘疹、丘疱疹甚至有渗出、糜烂的表现，所以不建议晒太阳。另外，如果患者受紫外线刺激后有过敏反应，应该尽量避免晒太阳。

19. 湿疹严重还可以洗澡吗？水温多少合适？可以用肥皂吗

湿疹患者可以洗澡。患者严重时会有炎性的分泌物，不利于皮肤屏障的恢复，要通过合理的清洁沐浴把表面的细菌和微生物清理干净。应注意合理沐浴，忌用碱性沐浴用品，忌水过烫、忌过度搓揉，每天沐浴5～10分钟，水温在32～37℃，沐浴后可以用护肤品涂抹，保持皮肤湿润，保护皮肤屏障。

20. 皮疹好了，外用激素药膏就可以停吗

激素药膏的使用时间因人而异，根据个人皮疹恢复效果而决定，老年患者应该做综合的全身评估。一旦皮疹得到控制，如果需要停用药膏，必须在医生指导下，递减减少激素药膏。激素药膏可能会使皮肤对药物产生依赖性，停药后会出现反复发作的情况，有可能会导致湿疹加重，所以要正确合理的使用激素。

21. 疥疮是怎样被传染的？治疗应注意些什么

疥疮（图27）是由疥螨寄生于皮肤所致的传染性皮肤病，是

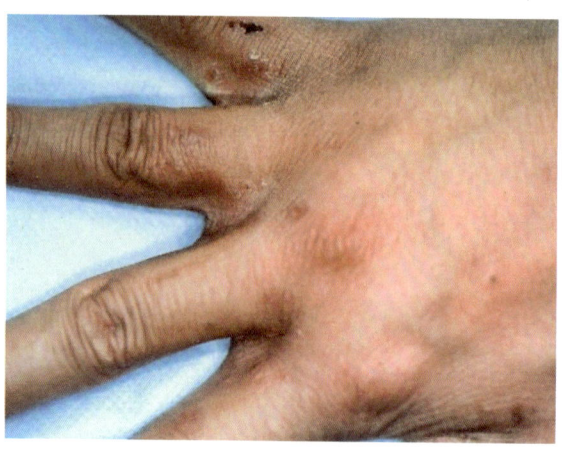
图27 疥疮

一种接触性传染病，集体宿舍或家庭内容易流行，同睡床铺、共用衣被甚至握手等行为都可以传染。疥螨容易侵入指缝、手腕、肘窝、腋窝、乳晕、脐周、外生殖器等皮肤薄嫩部位和前臂、下腹及臀部等。剧痒，尤以夜间为甚。

一旦确诊，应立即隔离，注意个人卫生，煮沸消毒衣服和寝具，家庭内成员或集体生活者应同时治疗。治疗时先用热水和肥皂洗澡，然后擦药，自颈以下，遍擦全身，1～2次/日，连续3～4日为一疗程。用药期间不洗澡，不更衣，以保持药效。一次治疗未愈者，需间隔1～2周后重复治疗。

22. 老年人常见的皮肤肿瘤有哪些

老年人常见的皮肤肿瘤有（图28）：

（1）日光性角化病

又称光线性角化病，与长期日光暴露密切相关，好发于面部、耳部、手臂及手背等曝光部位。

（2）鲍温病

可发生在身体任何部位，暴露部位更为常见，可能与长期接触砷剂、慢性日光损伤及免疫功能抑制有关，也可能与病毒（高危型HPV）感染有关。

（3）鳞状细胞癌

因环境因素（如阳光、气候）和种族（如遗传因素和皮肤色素多少）的影响而异。

（4）基底细胞癌

和紫外线辐射、电离辐射、长期摄入无机砷或含砷较高的饮水、食物及免疫因素有关。

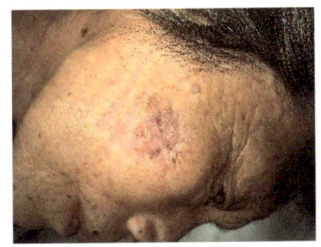
日光性角化

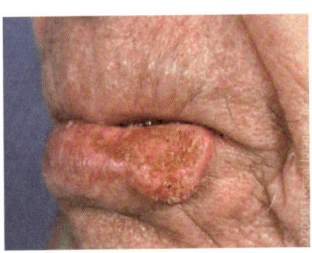
鳞癌

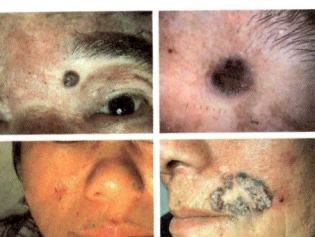
基底细胞癌

图28　常见的皮肤肿瘤

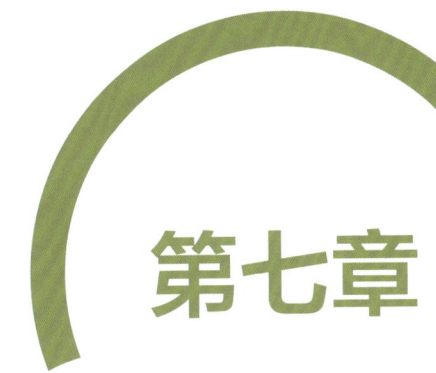

第七章

糖尿病相关皮肤问题及糖尿病足

1. 糖尿病患者容易发生皮肤问题的原因

糖尿病患者患皮肤病主要是以下原因（图29）：

- 常合并血管病变，导致皮肤供血不足等微循环障碍，血流缓慢、妨碍白细胞的运动，杀菌能力下降。
- 常伴多尿，患者体内水分缺失，皮肤的屏障保护作用会降低，皮肤常表现为干燥。
- 常有营养不良，身体的抵抗力也会下降。
- 皮肤含糖量高，存在无症状细菌定植，细菌易繁殖，尤其是每日注射胰岛素的患者易发生皮肤或切口感染。
- 随着年纪的增长，人体机能也在不断走下坡路，免疫力下降。

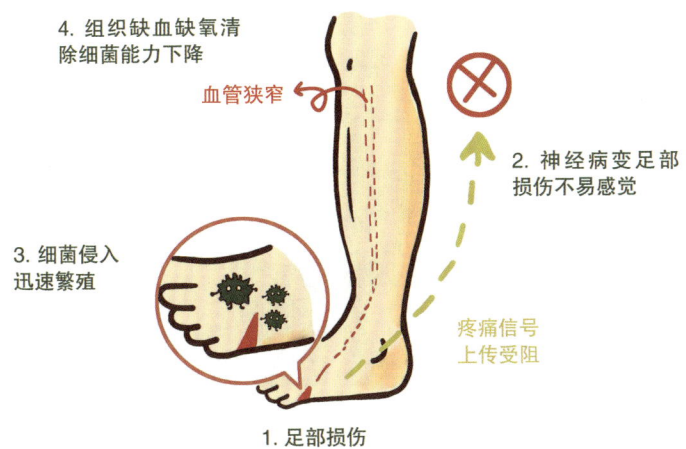

图29　糖尿病患者易患皮肤病的原因

2. 糖尿病常见的皮肤问题

主要有以下四类（图30）：

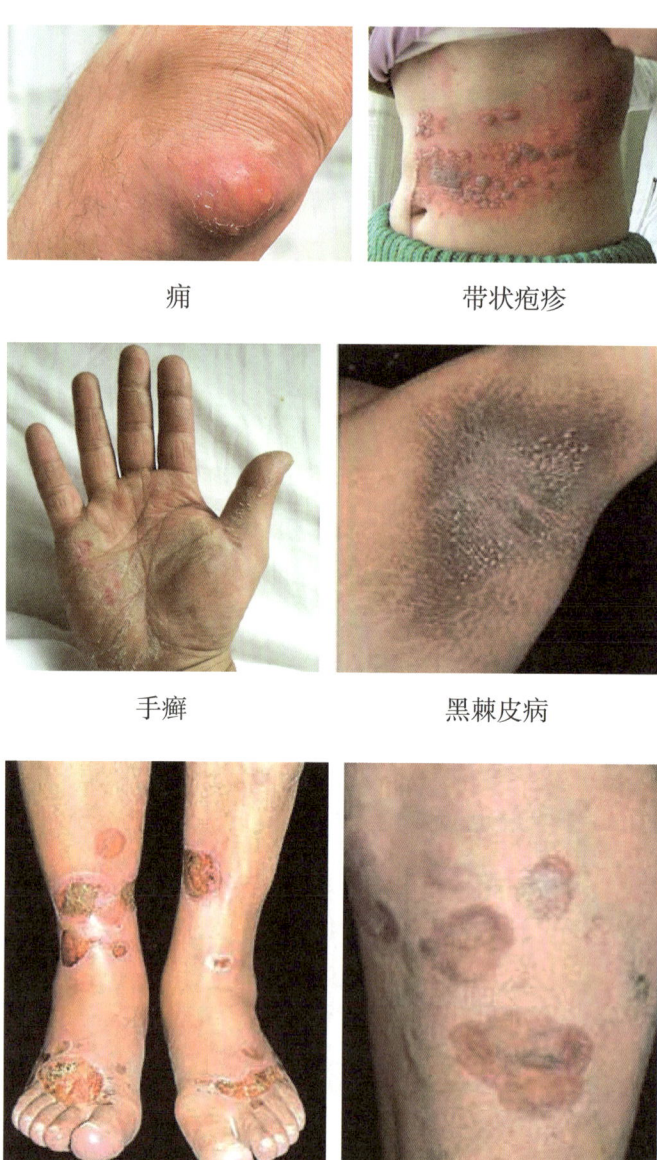

痈　　　　　　　带状疱疹

手癣　　　　　　黑棘皮病

糖尿病性大疱　　糖尿病脂质坏死病

图30　各种皮肤病

（1）感染性皮肤病

- 细菌感染可引起毛囊炎、疖肿、脓疱病、痈等，患处瘙痒，一碰就痛。
- 病毒感染可引起带状疱疹、单纯疱疹、疣等，患处特别痛，有可能痛到无法入睡。

- 真菌感染可引起手癣、股癣、足癣等，患处特别痒，而且越挠越痒。

（2）与糖尿病直接相关的皮肤病

糖尿病性大疱病长在手脚处，多发生在糖尿病患病时间长、营养状况比较差、有严重并发症的老年患者身上，预后也比较差，甚至会全身感染而致死亡。

小腿前出现大片硬皮样斑块的脂性渐进性坏死、皮肤色素沉着伴天鹅绒样增厚的黑棘皮病、糖尿病性皮疹等。

（3）与糖尿病并发症相关的皮肤病

患者可出现小腿上长斑、下肢发红发胀、手脚麻木针刺感、下肢行走无力、双脚踩棉花感等，更为严重的足部破溃感染，俗称"老烂脚"。

（4）与糖尿病用药相关的皮肤病

降糖药中磺脲类药物易造成皮肤性过敏、瘙痒、红斑、荨麻疹、丘疹。使用胰岛素注射致皮下脂肪增生、皮下瘀斑乌青块、皮下硬结等。

3. 糖尿病患者皮肤瘙痒该怎么办

- 积极控制血糖，当血糖控制达标后，皮肤瘙痒会得到缓解甚至消失（图31）。
- 保持个人卫生，做好皮肤清洁，保湿润肤，切勿搔抓。洗

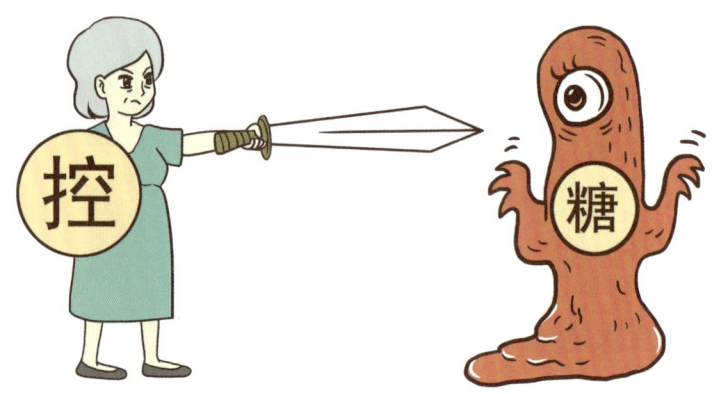

图31 积极控糖

澡水温需控制在37℃以下,选择中性沐浴产品,避免用碱性肥皂,洗澡时间控制在5～10分钟,不要搓洗,洗完后用柔软的毛巾擦干,涂保湿润肤剂。

- 及时就医,合理用药。在医生的指导下合理规律用药,一般会选用一些外用镇静止痒药如地塞米松搽剂、炉甘石洗剂。同时每日需涂抹一些保湿的医用产品,减少皮肤的干燥脱屑等。

- 避免搔破,可以轻轻拍打局部瘙痒部位,也可以缓解一时之痒。

- 在内衣裤的选择上,可以选择低敏的纯棉织品,避免化纤、皮毛刺激。

- 还要注意作息,避免吃辛辣刺激食物,保持心情舒畅。

4. 糖尿病患者手术后伤口如何护理

(1)合理饮食

争取尽早进食并过渡到糖尿病饮食。可以适量吃点含锌丰富的食物,如瘦牛肉、瘦羊肉、海带等食物;增加蛋白质的摄入,如瘦肉、牛奶、蛋类等;还需补充维生素C,增加身体免疫力。

这些食物均能促进伤口愈合，降低感染风险。应避免吃一些辛辣刺激等食物（图32）。

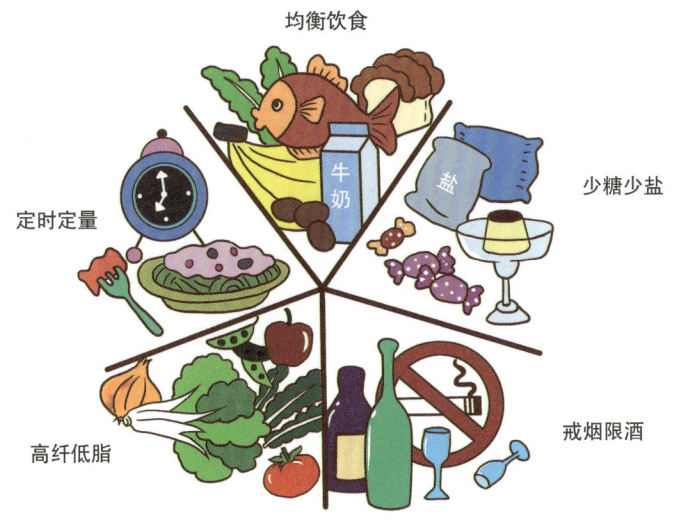

图32 术后健康饮食

（2）控制血糖

严格监测血糖、尿糖、酮体，空腹血糖控制在 5～8 mmol/L，有异常及时就医。

（3）伤口护理

保持伤口敷料清洁干燥，如有渗出及时更换敷料；观察伤口有无红、肿、发热及疼痛，或有渗血、裂开、分泌物特殊气味及脓液（发黄、浑浊）等情况要及时就医。

（4）适当合理运动

病情允许下，可以适量自主运动，但是动作需缓慢。不能自主活动时，需要患者家属帮忙按摩双下肢，促进血液流通，对于伤口及机体的恢复也是有好处的（图33）。

图33 适当运动

5. 糖尿病患者在家受伤了怎么办

（1）及时止血

可以就近选择一块干净的小毛巾第一时间压迫止血（图34）。按压点需由近心端向远心端，按压5～10分钟，如果血流不止，及时就医。

（2）伤口清洗

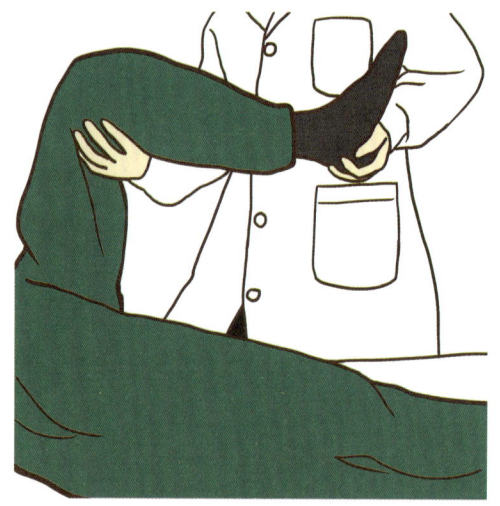

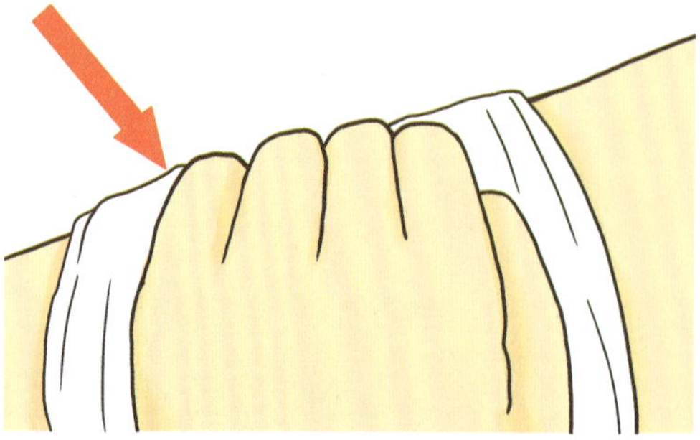

图34 出血点上方按压止血 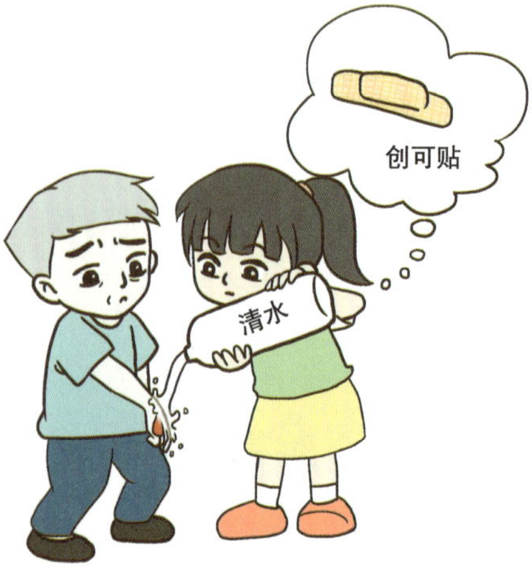　　　图35 伤口清洗

接下来需要清洗伤口，清洗液首选生理盐水为佳，其次选用冷开水，实在不行选用流动的自来水（图35）。如果发生了烫伤，请将受伤部位直接在流动的自来水下冲洗降温，冲的时候避开伤口，也可用毛巾包裹的冰袋局部冷敷。

（3）包扎固定

伤口清洗干净以后，首选无菌纱布或干净的毛巾，不要包扎太紧，避免造成二次损伤。如果伤口较小可选用创可贴。

（4）及时就诊

糖尿病患者伤口初步处理后应及时去医院就诊，警惕小伤口引发大问题。

6. 什么是糖尿病"金钱斑"

有些糖尿病患者小腿胫前部位会长斑，大小很像一块块的硬币，它的绰号叫"金钱斑"。它是糖尿病皮肤损伤的一种表现，因损伤局限于胫前两侧部位，所以医学名称为糖尿病胫前色素斑。这种斑往往不对称，不痛不痒，所以很多患者会误认为是轻微外伤后留下的瘢痕，容易被忽视（图36）。

此斑的出现提示了机体内环境长时间存在糖代谢紊乱，它也是重要的慢性微血管并发症之一：可能存在下肢动脉粥样硬化、血液循环障碍、周围神经功能病变。

如果糖尿病患者下肢莫名其妙地长出类似的斑块，请一定要及时到医院检查血糖，看看自己的血糖水平，不能任由疾病发展。

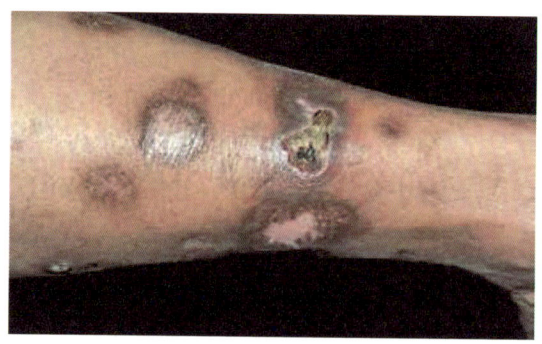

图36 糖尿病胫前色素斑

7. 糖尿病患者并发了脚气怎么办

通过以下方式积极治疗（图37）：

（1）应积极抗真菌治疗

使用一些抗真菌药，包括外用粉剂、喷剂或者霜剂，如果脚气感染严重，应及时到医院就诊。

（2）通过食物补充B族维生素

B族维生素主要存在于豆类和种子外皮（如米糠）、胚芽、酵母和瘦肉中。

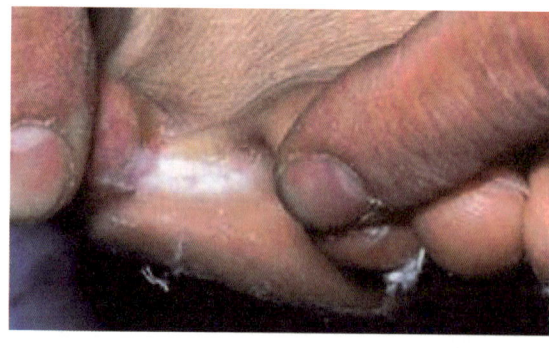
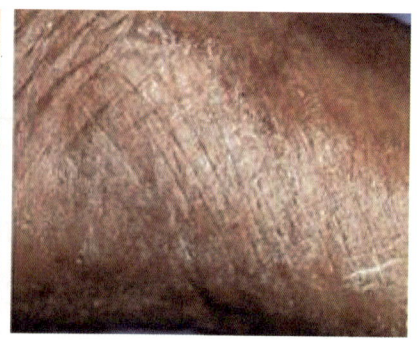

趾间型足癣　　　　　　　　角化过度型足癣

图37 足癣

（3）保持脚趾间部位干燥

- 足部脚趾间比较湿润者，可以塞些棉条吸收多余的汗液。
- 避免抓挠，越抓越痒，有可能会导致真菌感染的扩散。
- 定时清洗消毒鞋袜，以保持足部健康。

8. 糖尿病患者得了股癣怎么办

股癣是一种累及股部皱褶的皮肤癣菌感染，好发于夏季。通常为大腿近端内侧的红色斑片，可播散至会阴和肛周区域，进入臀沟或出现在臀部（图38）。股癣会反复发作，治疗时间长，难以根治。

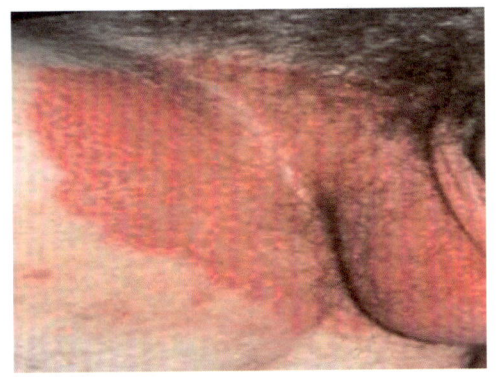

图38 股癣

糖尿病患者得了股癣要及时到医院正规治疗，股癣的治疗与体癣相似。每日在腹股沟区域使用干燥性爽身粉，保持股部皮肤的清洁干燥，应选用宽松、棉质的衣物。

9."异常"的甲怎么办

患者经常会出现指（趾）甲增厚，甲变得浑浊，甚至变色、甲形状异常、易脆，也就是我们常说的"灰指甲"。嵌甲是甲板刺入甲软组织，使局部软组织发生异物炎症反应并引起疼痛。它与指甲修剪不当、穿鞋不适，足部畸形、外伤有关。异常的甲常发生于年龄较大、糖尿病病程较长、血糖控制差的糖尿病患者中。

如果患者有异常甲（图39），需要做到以下几点：

（1）正规治疗

坚持规律用抗真菌感染的药，防止甲病复发。医生或专科

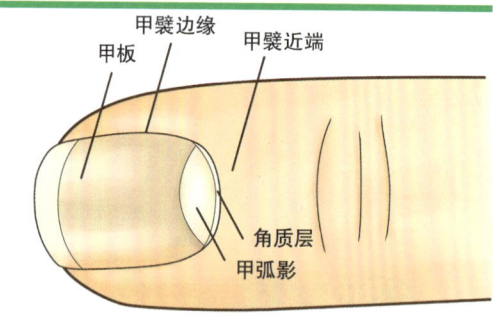

正常指甲

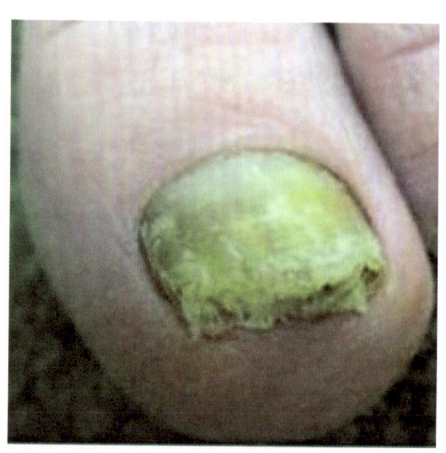

甲下角化过度

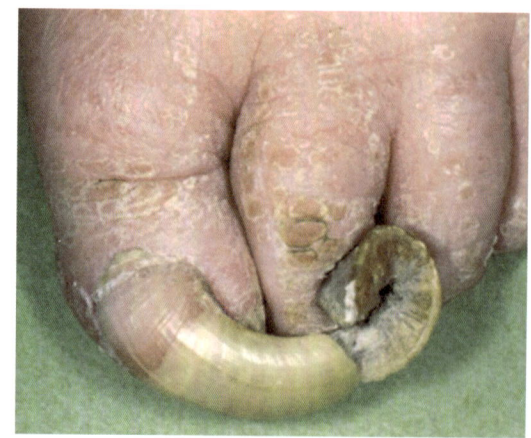

钩甲

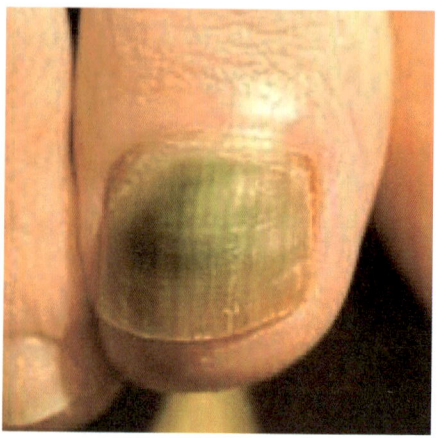

绿甲（铜绿假单胞菌）

图39　指（趾）甲增厚

护士会对嵌甲进行矫正,患者需要去医院定期换药,做好血糖管理。

(2)注重足部护理

每日需检查足部,保持足部清洁与干燥,鞋袜宜选择浅色棉袜及舒适合脚的鞋子。

(3)避免甲病易感因素

趾甲外伤、不透气的鞋、长期潮湿的脚、多汗症都是甲病的易感因素。为减少患病概率,应避免穿酒店、公共浴室、健身房等公共场所的鞋子,避免共用趾甲修剪工具,保持足部清洁干燥。

(4)修剪趾甲

根据趾甲的生长速度"一"字形修剪趾甲,趾甲的两侧缘不可修剪过深,剪后需要磨平。当出现嵌甲及时前往医院由经过培训的专业人员处理,不可自行修剪或去修脚店修剪。

10. 糖尿病患者遇到急性甲沟炎该怎么办

修甲、咬指甲、吸吮拇指和拔倒刺是指甲急性甲沟炎的常见易感因素。脚趾甲的甲沟炎通常与嵌甲或逆生性甲相关(图40)。急性甲沟炎通常在创伤后2～5日出现疼痛性红肿。

糖尿病患者遇到急性甲沟炎时,需要注意下面几点:

- 及时就医,规范治疗。
- 畸形趾甲者,可采用适宜修剪技术。

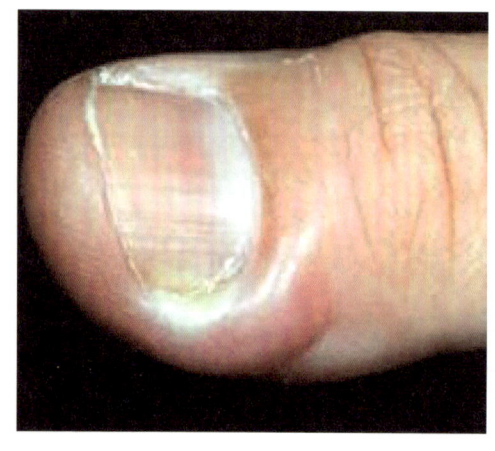 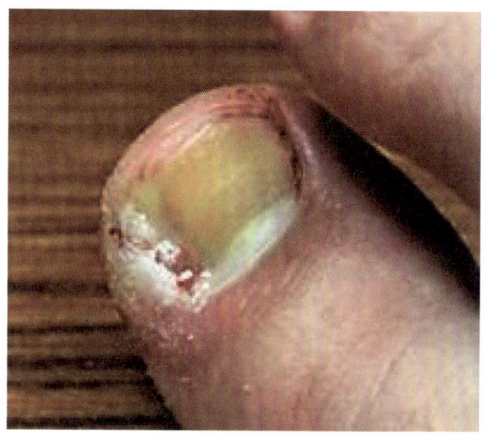

手指甲沟炎　　　　　　　　脚趾甲沟炎

图40　甲沟炎

- 选择宽头、柔软、尺寸合适的鞋袜；步态不稳者，可借助拐杖或轮椅，减少行走的频率。
- 做好足部自我管理，避免外力性损伤，如挤伤、踩伤、砸伤等，合理适量运动，控制体重，观察趾甲情况，如有异常，及时就诊。

11. 脚的正常形态

脚是人体的最低位置，与地面接触，它承载着整个人体的重量。由皮肤、韧带、汗腺、血管、神经、肌肉和骨骼等部分构成。

正常脚上的皮肤是红润、有光泽且表皮完整的。皮肤上会显现表浅静脉和一些毛细血管，汗腺也很发达，运动后，脚上会有大量的汗腺分泌，我们日常称为脚汗。

脚由脚趾、脚掌、脚跟、脚踝组成。脚上一共有10个脚趾头，身体的大部分重量都落在脚跟部，脚掌不仅有承受体重的功能，还可以平衡身体，维持身体不至于倒斜。

12. 脚呈现紫红色是正常吗

有时脚会莫名其妙变成紫红色，有些人伴有走路时脚痛，更有甚者躺着也会痛，还可能有红肿的现象，严重的情况下，会出现发紫现象，继而会发黑。这是由于神经受损，影响到了血管，血液循环受到阻碍，双脚就会变成紫红色，这是糖尿病并发症的一种表现。

一旦出现这种症状，提示需要去医院做进一步检查。

13. 脚为什么这么麻木

可能合并糖尿周围神经功能病变。长时间的高血糖会导致周围神经感觉异常，由于代谢紊乱、血管受损，神经营养因子也会减少。对痛觉、温度觉的敏感度便会降低。表现为脚部感觉迟钝且麻木。

14. 脚为什么容易干裂

糖尿病患者脚干裂主要包括以下几点原因：

- 身体的血液循环差，伴有多尿，体内水分缺失，患者皮肤黏膜常处于慢性脱水、缺氧的状态。
- 皮肤易受感染，当真菌入侵时，脚底皮肤也会增厚开裂（图41）。
- 由于人体的衰老，皮肤细胞新陈代谢变慢，新生的细胞减少，皮肤也会干裂。

- 穿的袜子或者鞋子不合适，造成脚上皮肤来回摩擦，形成皮肤干裂。
- 体内缺少维生素E，也会形成脚部干裂。

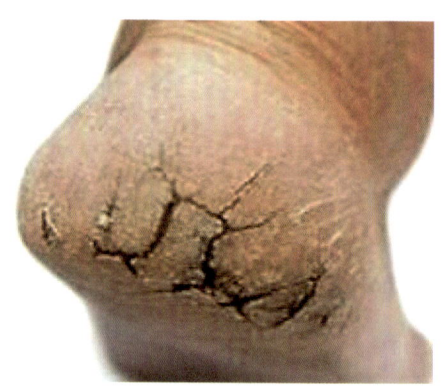

图41　脚干裂

15. 什么是糖尿病足

糖尿病足是指糖尿病患者由于合并神经病变和（或）各种不同程度末梢血管病变，而导致的下肢感染、溃疡形成和（或）深层组织损伤，它是糖尿病最严重的并发症之一。

16. 哪些人容易并发糖尿病足

（1）长期吸烟者

长期吸烟会导致患者周围血管动脉粥样硬化，影响全身的血液循环。

（2）糖尿病合并血管病变者

糖尿病周围血管病变可致下肢血管变窄，甚至堵塞，足部就会缺血缺氧。如果患者足部发生皮肤损伤，会加速糖尿病足的发展。

（3）糖尿病合并肾病者

糖尿病合并肾脏功能受损时，身体内的毒素不能及时排除而储存在身体内。这些毒素会侵犯身体的各大器官，包括血管，血液循环减慢，导致足部血液供应减少，诱发糖尿病足。

（4）糖尿病合并视网膜病变者

糖尿病视网膜病变会导致患者视力下降，患者行走不便，容易发生外伤。

（5）有过溃疡史、截肢术后的患者

虽然伤口表面已经愈合，当血糖控制不良时可能会复发。

17. 糖尿病足有怎样的危害

（1）对个人的危害

不能正常行走，生活质量严重下降；严重的糖尿病足可导致截肢，甚至致死。

（2）对家庭的危害

糖尿病足的治疗时间非常漫长，可能需要巨额的医疗费用，会使家庭背上沉重的经济压力。

（3）对社会的危害

糖尿病足治疗消耗时间长，会严重消耗医疗资源，患者劳动力丧失，对社会负担加重。

18. 糖尿病足好发于哪些部位

根据研究，足溃疡的好发部位依次为足趾、前足底、足跟和足踝，溃疡位置的不同，会影响足溃疡的愈合情况（图42）。

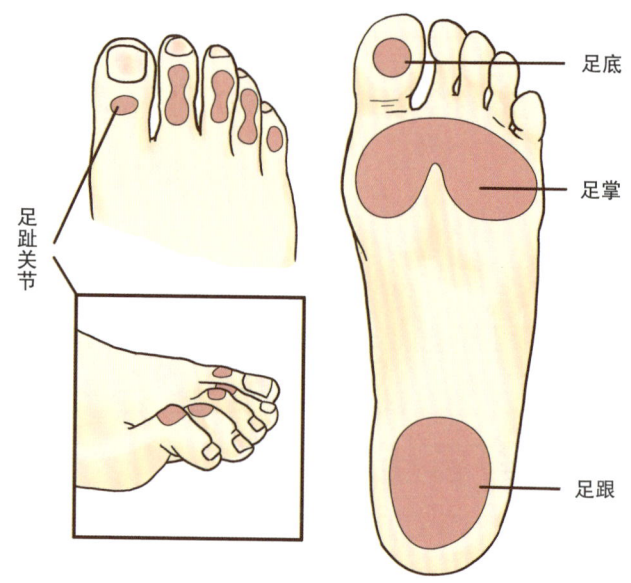

图42 糖尿病足好发部位

（1）足趾溃疡

最为多见。足趾皮下脂肪少，当糖尿病合并血管病变时，血流变慢，一旦足趾受压，微循环受阻，局部组织缺血缺氧，便会导致溃疡发生。

（2）前足底溃疡

前掌不仅有承受体重的功能，还可以平衡身体，承受着较高的压力。足部受压不均，导致溃疡。自主神经病变造成排汗系统异常，导致足部皮肤干燥，易生胼胝体，受压后也容易引发溃疡。

（3）足跟溃疡

足跟主要由胫后动脉供血，当糖尿病患者多合并周围血管病变时，会导致下肢血管狭窄，易出现血管性溃疡。

（4）足踝溃疡

足踝部位脂肪很少。当足踝部受压时，局部组织缺氧缺血，易发生破溃。

糖尿病患者需重点保护足部这些易发生溃疡的部位，每日做好自查，及时预防糖尿病足的发生。

19. 什么是糖尿病高危足

糖尿病高危足指糖尿病患者虽然没有出现足部溃疡，但是存在一些糖尿病并发症，如周围神经病变，也包括一些足畸形、周围动脉病变、足溃疡史或截肢（趾）史。

20. 糖尿病高危足的易感人群

糖尿病高危足的易感人群主要包括：

（1）神经病变
尤其是失去痛觉者。

（2）周围血管病变
周围血管病变的体征。

（3）有足部溃疡史
足畸形，如鹰爪足、夏科氏足，有胼胝、鸡眼、老茧。

（4）视力严重减退或失明
视力减退或失明，无法观察自己足部。

（5）高龄

尤其是独立生活者，不能观察自己足部情况者。

（6）糖尿病知识缺乏者

缺乏糖尿病相关健康知识，长期血糖控制差。

21. 糖尿病高危足患者该怎么做

（1）避免足部受压

应选择具有保护功能的舒适鞋，需有足够的深度，以及具有压力缓解作用的鞋垫，甚至个性制作鞋垫。穿鞋前一定要检查鞋子内是否有异物。

（2）避免外伤

外伤的形式有很多，所以要不穿夹趾凉鞋或露脚趾的凉鞋。避免长时间持重操作，以减轻足部压力，同时注意保护足部，防止重物掉落砸伤足部。一定不能赤脚走路。

（3）预防血管性溃疡

包括动、静脉血管溃疡。下肢血管营养不良时可出现行走时下肢疼痛，甚至躺着就痛，若出现此症状应当及时去医院诊治。

（4）避免温度伤

冬季预防冻疮，一年四季防均需防烫伤。冬季注意足部的保暖，洗澡、洗脚时注意水温的控制。

22. 脚趾变"黑"了怎么办

当出现脚趾发黑,说明合并了糖尿病血管病变要及时就医。

(1)做好血糖管理
应积极进行血糖控制,临床上首选胰岛素控制血糖。同时尽可能减少低血糖的发生,将血糖控制在合理范围内,以降低足溃疡和感染的发生率。

(2)适当进行下肢运动
对于足部皮肤完整的糖尿病患者,坚持适当运动,能促进下肢血液循环。

(3)合理规律用药
需按时、正确规律用药。定期复诊。

(4)血流重建
对于缺血严重、系统药物治疗效果不理想的患者,手术血流重建则是必要的措施。(图43)。

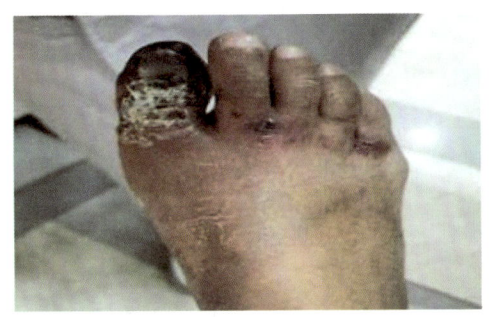

图43 足趾发黑

23. 走起路来为什么"左摇右摆"

糖尿病患者走起路来"左摇右摆",可能是发生了夏科足

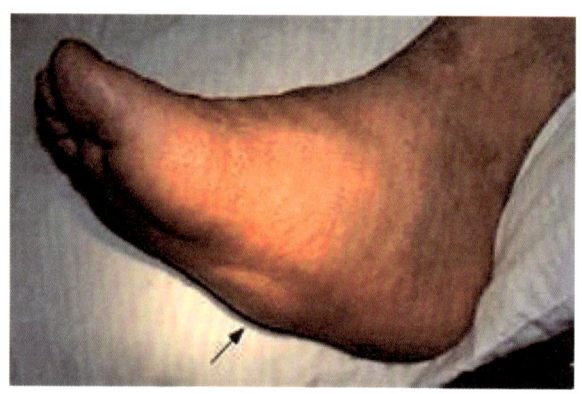

图44 夏科足

（图44）。夏科足又称为神经骨关节病，是糖尿病严重并发症。它会引发局部的急性炎症反应，最终导致骨破坏、关节脱位。如果忽视治疗，会导致足部僵硬畸形，也会增加下肢截肢的风险。

当出现夏科足时，患者需制动，及时就医。减压是最重要的措施，可防止畸形进展。需使用特制的鞋、靴子、拐杖或轮椅。夏科足患者，有跌倒的危险，除了使用保护具外，最好有家属陪同照顾。

24. 糖尿病患者两侧足趾关节突出如何处理

（1）合理控制血糖是基础

患者需及时就医，根据血糖情况，制订个性化的血糖调理方案。

（2）减轻足部压力

足部减压，可以定制鞋子，或者使用一些减压工具，避免骨关节突出部位受压（图45）。

（3）积极预防

- 患者需保持足部清洁干燥，选择合适的鞋袜。

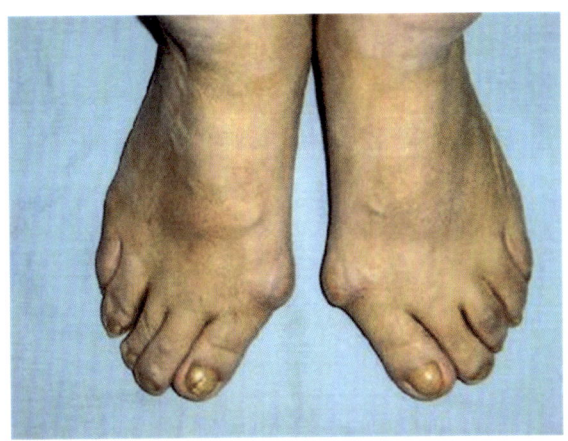

图45 糖尿病脚关节突出

- 可进行足压的测试，根据足压测试结果定制鞋垫。
- 选择适合自己的运动方式，避免外伤。

25. 糖尿病患者长了鸡眼该怎么办

鸡眼处理要点（图46）：

（1）及时就医

一旦出现鸡眼需要去医院就医，医生或专业伤口师会帮您去除周围角质，削薄皮肤，以削平鸡眼。

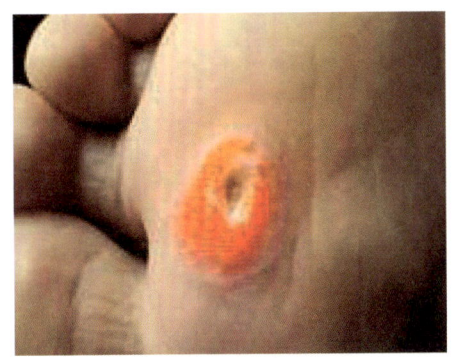

图46 鸡眼

（2）避免使用膏药

有糖尿病合并周围神经病变的患者，切忌不能使用膏药，如水杨酸膏药。这些患者在贴膏涂抹不当时可能掩盖疼痛，会出现正常皮肤受损。

（3）重在预防

糖尿病患者要监测血糖，营养神经，可以定期测试足部压力。足部若有较厚角质层，应选择去正规医院处理，不应去修脚店处理，建议患者避免穿不合脚的鞋子。

26. 糖尿病患者脚趾头"勾"起来了，怎么办

有些糖尿病患者的脚趾头会伸展不开，像个鹰爪一样关节活动受限。脚趾关节受限可使足部压力增高，从而促成足底溃疡。如何让脚趾头不再勾起来，需做到以下几点：

（1）控制血糖

平稳的血糖可减少皮肤胶原的早期糖基化，能预防或最大限度地减轻关节活动受限。

（2）观察有无糖尿病并发症的发生

定期复诊，复查自己是否有神经功能病变、血管病变、蛋白尿、视网膜病变、监测血糖，如有异常及时复诊。

（3）注意自己的鞋袜是否合脚

避免足部关节勾起来的部位受压，做足部压力的测试，穿特定的鞋袜。

27. 足部管理小窍门

（1）如何选择一双合适的袜子

- 纯棉袜子：棉袜子有吸汗功能，棉袜也更柔软舒适，可以

减少足部与鞋的摩擦,减少足部的破溃。夏季可以吸汗,冬季可以保暖。

- 白色或较浅的袜子:选择白色或浅色袜子,如果足部出现伤口,分泌物渗到色浅的袜子上,很容易通过外表发现。而深色的袜子容易掩盖病情,难以观察足部伤口渗液的情况(图47)。
- 手工材质较好的袜子:袜顶的接缝处精心处理后可以减少袜子接缝处对脚部的摩擦。
- 采用特殊袜口编织技术的袜子:普通的袜子袜口太紧,经过特殊袜口编织技术的袜子不会太紧,有利于促进足部血液循环。

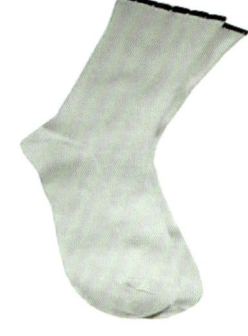

图47 白色棉袜子

(2)糖尿病患者该如何正确选择鞋子

- 鞋型样式:鞋头以圆头为佳,鞋头过尖容易造成局部挤压或胼胝、鸡眼,冬天穿鞋要保暖但不要闷汗,夏天不穿露足趾的凉鞋,以防止碰伤脚趾。
- 畸形脚需定制:定制鞋可以适应畸形并减小足底和足背部的压力。可以根据脚型与进行足部压力分布测试,特定鞋子或鞋垫。鞋垫设计成符合足部的形状,使足底压力能够得到缓冲和重新分配。
- 深度:鞋具应具有超出正常范围的深度和体积,以适应爪形趾、锤状趾等畸形足,并给厚鞋垫留出空间。与现成的鞋具相比,通常要增加至少5 mm的深度。
- 买鞋的时间:买鞋时,时间宜选择下午。下午脚胀,买鞋不至于过瘦,大小以后跟部能插进一指为宜,试穿后站立起来走一会儿,不要坐位选鞋。

- 鞋码：每日行走大量的路程，因此穿鞋要注意舒适、合脚，不穿硬、窄小的鞋。
- 鞋跟：高度适当的鞋跟也能帮助足部减轻缓冲，不穿高跟或无跟的鞋，鞋跟以3 cm左右为宜，既不会因为鞋跟过高而导致足部疲劳、足部挤压、压力不均等，也不会因为没有鞋跟使得足部直接受到地面的冲击力而出现压伤。

糖尿病患者在选择鞋子的时候，要严格按照规定选择适合的鞋，应重视适当的鞋具对溃疡的预防作用。

（3）糖尿病患者能不能"扦脚"

糖尿病患者严格禁止"扦脚"。患者的足部皮肤非常脆弱，对扦脚的环境、工具以及扦脚技术要求较高。一些修脚场所、修脚工具在消毒灭菌方面并不能达到合格要求，再加上修脚方式不正确时极易造成足部皮肤破损，继发感染。如果患者没有及时就医或者没有在意足部皮肤变化，这些因素会加重糖尿病足的发展，所以糖尿病患者不能选择去修脚店处理足部问题。

糖尿病患者的趾甲每4～6周应由经过专业培训的医护人员进行修剪，足部有异常情况需要及时就诊。由于合并神经功能病变，糖尿病患者会出现胼胝体。

去除胼胝应由接受过糖尿病足专业培训的医护人员进行，不宜去修脚店。

胼胝修剪后可使用减压鞋具进行减压治疗，不宜去公共浴室或修脚处修理趾甲。

（4）糖尿病患者能不能"泡脚"

适当的温水泡脚是有好处的，可以加速足部血液的循环，但是对于糖尿病患者来说，水温的控制及泡脚的时间具有严格的要求。

- 糖尿病患者泡脚建议使用32～37℃的温水。可以使用水温计，既方便又准确，经济实惠，当然也可以寻求家属的帮助，但一定是感觉功能正常的家属，用手肘部最薄的皮肤处试水温。糖尿病患者一定要避免用手、脚去测水温，以防发生烫伤。
- 注意泡脚的时间不宜过长，5～10分钟即可，如果泡的时间过长，容易导致足部皮肤的损坏和烫伤。每日可用温水洗脚1～2次，洗完后用柔软的浅色毛巾擦干，尤其脚趾间。每日做好自我检查，如果看不到足部某些地方，可借助镜子或请求家属协助完成。
- 糖尿病患者应避免在洗脚过程中自行加热水，患者本身的温度感觉功能不正常，加热水也容易导致烫伤。

（5）糖尿病患者能不能"赤脚"

为了保护双脚，糖尿病患者无论是在家里还是在室外都不应赤脚走路，但是仅穿着袜子或穿着薄底拖鞋以及穿着任何开放式鞋具如漏脚趾的拖鞋行走，也是不可取的，这都会增加足底的机械性压力，同样会增加外来物体直接损伤皮肤的风险。

所以糖尿病患者一定不能赤脚走路。尤其是视力下降、神经麻木、血流不好，以及还有其他基础毛病的老年人，所以一定要避免赤脚走路，穿的鞋子鞋底不能太薄。一旦发现足底有问题应该及时就医，以免延误病情。

（6）糖尿病患者如何自我检查足

- 观察外观：糖尿病患者脱鞋后看自己的袜子上是否有渗液及其他异常情况，脱袜以后，把脚充分暴露，检查双足有没有红肿、破损的情况。

- 洗脚：保持足部的清洁、干燥是糖尿病患者的日常护理工作。每天需要温水洗脚1～2次，注意水温在37℃以下洗脚时间在10分钟左右。
- 擦干：洗完脚后用柔软的浅色毛巾仔细擦干，尤其脚趾间也要擦干。
- 自我足部检查：每日做好自我检查，如果看不到足部某些地方，可借助镜子或请求家属协助完成。
- 修剪护理：如果需要修剪脚趾甲，则需借助视力与行动能力正常的家属帮助，实在不行可选择去医院处理。趾甲呈水平状修剪，避免使用化学试剂、膏药或任何其他技术去除胼胝或鸡眼。每天一次自我监测。
- 润肤：双脚涂上润肤霜，保持皮肤柔润，润肤霜不要太油。
- 按摩：可以进行双下肢、足部的按摩，动作轻柔，避免搓捏等损伤的动作。
- 鞋袜：选用浅色的棉袜，鞋子也要松软合适。每天检查双足的整个表面和将要穿的鞋子的内部。
- 监测足部皮肤温度：它可以帮助患者简单确定有无足部炎症的早期迹象，并帮助预防首次或复发性足底溃疡。

（7）糖尿病患者要多久检查一次足部情况

我们将糖尿病患者足部危险程度划分为3个风险等级：低风险、中风险、高风险，不同风险人群检查的时间也不一样。

- 低风险人群：感觉功能正常，压力与振动感觉完好；无外周动脉疾病，所有足部动脉都存在，没有间歇性跛行、脚部没有皮肤苍白、红肿；无下肢溃疡或下肢截肢史；没有脚畸形；视觉正常外观。这些低风险人群需每年一次全面评估足部情况。

- 中风险人群：有下列临床表现之一：感觉功能丧失或有周围神经功能病变；有外周动脉疾病，没有足部动脉搏动，有间歇性跛行、脚皮肤苍白、红肿，有血管手术史；脚畸形；明显视觉障碍；身体残缺、中风或严重肥胖。这些中风险患者每3～6个月检查一次足部情况。

- 高风险人群：有下列临床表现之一：有外周动脉疾病及周围神经功能病变；既往有糖尿病足部溃疡史；既往有下肢截肢史；既往有夏科足。这些高风险人群每1～2个月评估一次足部情况。

糖尿病患者足部有任何异常情况，都应即刻去医院检查与治疗。

28. 老年糖尿病患者血糖自我管理

与较年轻的糖尿病患者一样，老年糖尿病患者（>65岁）也有发生一系列相似微血管并发症的风险。尽管越晚发生糖尿病，病程会越短，绝对风险可能会降低，但实际上，老年患者发生大血管并发症的绝对风险显著高于较年轻的糖尿病患者。

老年糖尿病患者的总体管理目标与较年轻成人相似，包括管理高血糖及危险因素，同时应个性化确定适当的糖化血红蛋白目标值。

（1）健康老年人群

对于接受药物治疗的患者，糖化血红蛋白目标值定为<7.5%。为了达到该目标值，患者空腹血糖和餐前血糖应该控制

在 7.8～8.3 mmol/L。

（2）有严重合并症的老年人群

对于接受药物治疗、有医学合并症的虚弱老年患者以及期望寿命不足10年的患者，血糖目标值应稍高，糖化血红蛋白值定为≤8%，空腹血糖和餐前血糖控制在 8.9～9.4 mmol/L。

（3）健康状况不良的老年人群[如有严重合并症和（或）认知及功能残疾]

个体化目标值甚至可能更高，糖化血红蛋白值定为<8.5%，避免低血糖和相关并发症以及严重高血糖，如血糖>19.4 mmol/L。糖化血红蛋白值为8.5%，相当于平均血糖为11.1 mmol/L。

老年患者发生低血糖的概率显著升高。对于老年患者，应避免低血糖的发生。

老年糖尿病患者应接受改变生活方式的个体化咨询。老年糖尿病患者同样要做到合理饮食营养、坚持规律用药、定期复查、自我监测血糖变化。适当运动有助于维持老年糖尿病患者的身体功能、降低心脏风险以及改善身体组成和胰岛素敏感性。

29. 注射胰岛素后皮肤上有瘀斑怎么办

瘀斑是皮下出血的一种表现，当注射针头刺破皮下的毛细血管，拔针后又按压止血不到位，皮肤上便会出现青紫色（俗称乌青块，图48）。如果糖尿病患者注射胰岛素后皮下有瘀斑时可以按照以下方法操作。

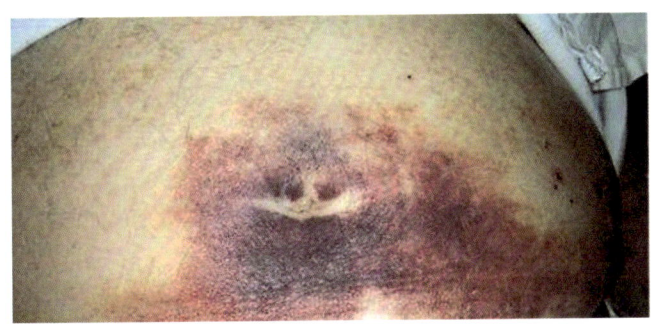

图48　皮下瘀斑

（1）要避免在此部位再次注射

患者可以在24小时后用温毛巾在瘀青部位敷一敷，帮助皮下瘀血吸收。

（2）更换胰岛素注射部位

皮下注射部位有上臂、臀部、腹部、大腿，可以对注射部位做个日记，使用胰岛素注射部位轮换图。同一个注射部位轮转时，要与上次注射点至少间隔1 cm，注射完后要对上次的注射部位进行观察和记录。

（3）正确注射，精准按压

现在市面上胰岛素注射针头一般有4 mm、5 mm、6 mm几种规格，针头很短，患者可以将针头垂直全部进针，缓慢推注，注射完成后仍需按压止血，要按压到位。

（4）避免重复使用针头

重复使用针头会导致皮下硬结，使胰岛素吸收障碍，无法有效控制血糖，会导致注射的胰岛素剂量越来越大，不仅在经济上损失更大，更不利于糖尿病患者病情的控制。

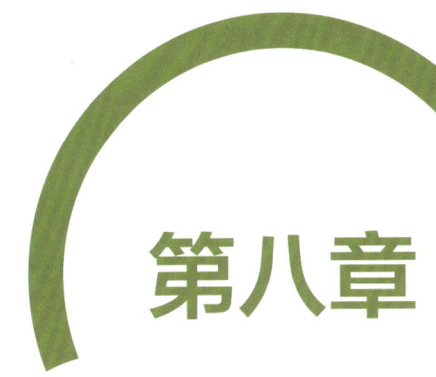

第八章

长期卧床老年人不容忽视的皮肤损伤——压疮

1. 什么是压疮

压疮是指皮肤和深部软组织的持续受压引起的局部皮肤损伤，通常位于骨隆突部位，或与医疗器械等相关，其可以表现为完整的皮肤或开放性溃疡，可能伴有疼痛。常见于截瘫、长期卧床、昏迷等人群。

2. 发生压疮的原因

压疮的发生受到多种因素的影响，总体可归纳为两个方面的因素。

（1）局部因素：压力、摩擦力、剪切力、潮湿、温度

- 压力：是引起压疮最主要原因。由于局部组织遭受持续压力，如长期卧床或长期坐轮椅、夹板内衬垫放置不当，石膏内不平整或有渣屑等，造成局部长时间承受超过毛细血管压的压迫而形成压疮。压力较多集中于靠近骨部的肌肉及脂肪组织，故这些组织比皮肤更易受损，而萎缩、消瘦或继发感染时更易发生压疮（图49）。

- 摩擦力：是身体处于不稳定体位而滑动时，其支撑面受到支持面对其的作用力。摩擦力损害皮肤的保护性角质层，使皮肤的表层受损，形成伤口。自主活动降低的老年人，在移动或者被照护者

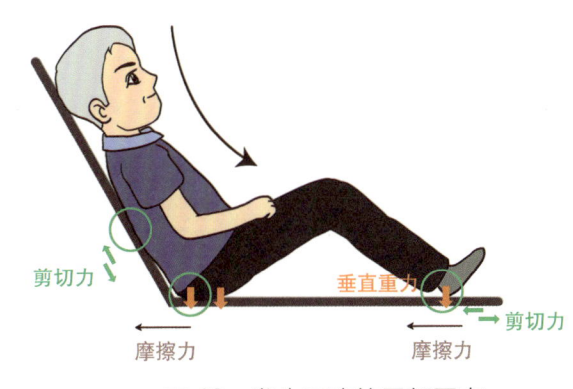

图49　发生压疮的局部因素

挪动时存在摩擦力。

- 剪切力：是由两层组织相邻表面间的滑行而产生的进行性的相对移动所引起的，是摩擦力与压力同时作用的结果，与体位有密切关系。常见于不正确半坐卧位时（老年人平卧床头抬高而膝部不给予支撑物时）。老年人因皮肤生理、免疫改变使其屏障作用、血管功能等减退，易受剪切力影响。

（2）全身因素：营养不良、感觉低下、老化、情绪等

- 营养不良：过度消瘦、营养素缺乏、有低蛋白血症和贫血的情况下易发生压疮。
- 感觉低下：部分老年人由于感觉障碍，对受压以及因压迫引起的疼痛的感受性降低，不能躲避压迫或寻求缓解；活动功能障碍的患者，即使可以分辨压力和疼痛，但因不能独立地变换体位，无法自行缓解压力与疼痛，故易发生压疮。
- 老化：由于老年人逐渐老化，所致皮肤、皮下组织、肌肉萎缩、松弛，使组织对压迫的缓冲能力降低，易发生压疮。
- 情绪：老年人有应激情绪、精神压抑、消沉、懒散，或者缺乏自我护理时，易发生压疮；家庭照护者缺乏压疮护理相关知识，护理照护不周，也容易发生压疮。

3. 压疮的好发部位

压疮多好发于骨隆突处，不同的体位，受压点有所不同（图50）。

（1）平躺时

最容易受压的是后脑勺、肩胛、手肘、臀部、尾骶部、脚后跟等部位。

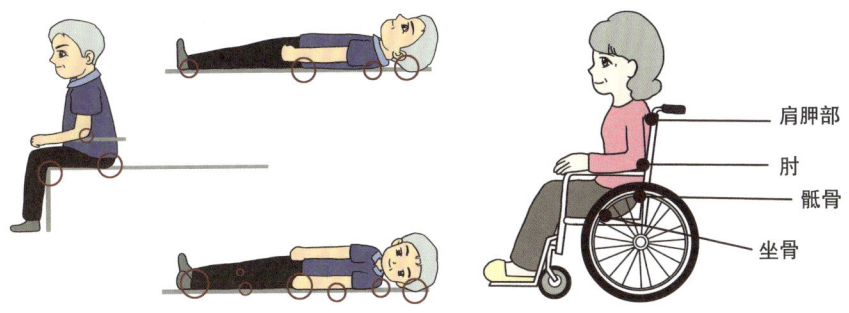

图50　压疮好发部位

（2）侧睡时

最容易受压的是耳郭、肩膀、髋部、膝盖内侧及脚踝部位。

（3）坐位时

最容易受压是双侧坐骨结节、双侧手肘、足跟等。

4. 压疮的分期

老年人一旦发生压疮，轻则皮肤发红，组织受损，重则皮肤组织破溃坏死。容易发生压疮的老年人及家庭照护者需引起足够的重视，掌握压疮预防的相关知识。压疮损伤的不同程度分期如下，老年人一旦发生2期及以上压疮，应及时就诊。

（1）1期

局部皮肤完好，出现压之不变白的红斑，深色皮肤表现可能不同于指压变白红斑，或者感觉、皮温、硬度的改变可能比观察到的皮肤颜色改变更先出现（图51）。

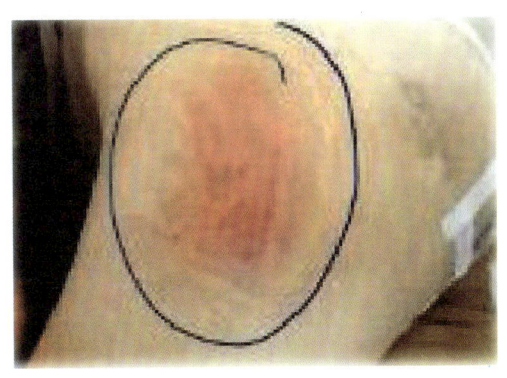

图51　压疮1期

（2）2期

部分皮层缺失伴随真皮层暴露。伤口床有活性、呈粉色或红色、湿润、完整或破损的浆液性水疱，脂肪及深部组织未暴露（图52）。

（3）3期

全层皮肤缺失，常常可见脂肪、肉芽组织和边缘内卷，可见腐肉和（或）焦痂（图53）。

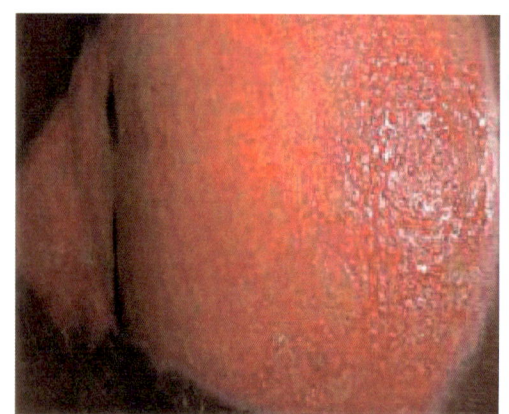
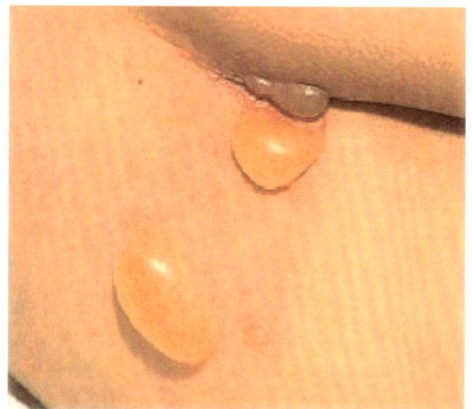

图52　压疮2期

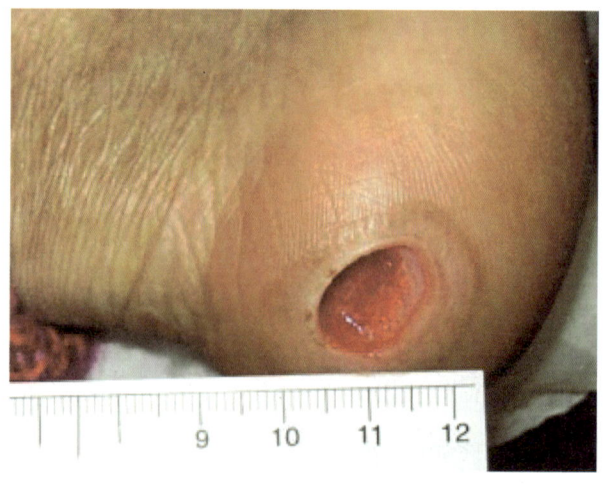

图53　压疮3期

（4）4期

可见或可直接触及筋膜、肌肉、肌腱、韧带、软骨或骨头，可见腐肉和（或）焦痂（图54）。

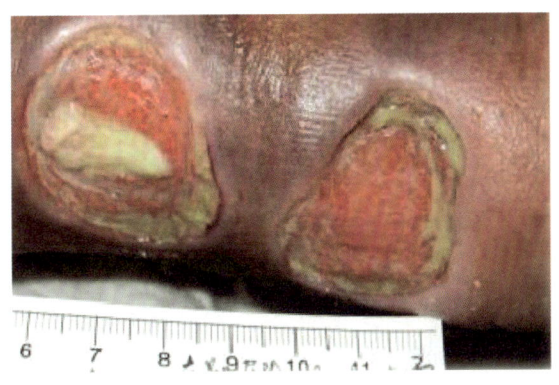

图54　压疮4期

（5）不可分期

全层皮肤和组织缺损，伤口床内溃疡的基底被腐肉（黄色、黄褐色、灰色、绿色或棕褐色）和（或）焦痂（黄褐色、棕褐色或黑色）所覆盖，不能确认组织缺损的程度，彻底清除坏死组织和（或）焦痂，暴露出创面基底可帮助确定其实际深度和分期（图55）。

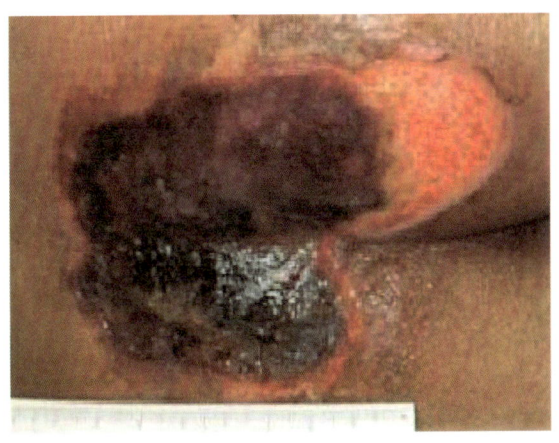

图55　不可分期

（6）深部组织损伤

完整或破损的局部皮肤出现持续的指压不变白深红色、栗色或紫色，或表皮分离呈现暗红色的伤口床或充血水疱。疼痛和温度变化通常先于颜色改变出现。

深色皮肤的颜色表现可能不同。有部分老年人会有色素沉着，需专业人员鉴别（图56）。

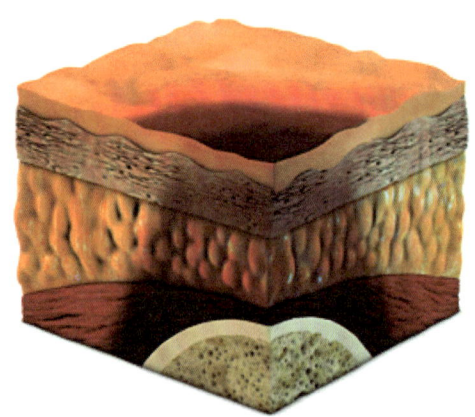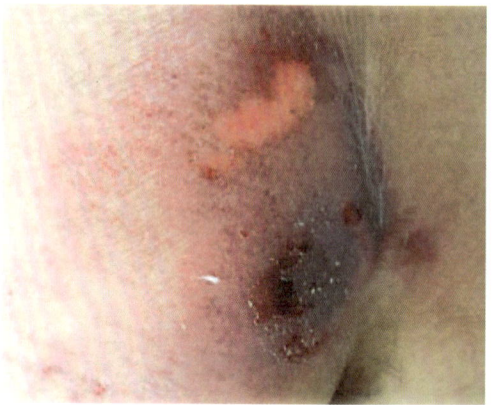

图56　深部组织损伤

5. 发生压疮的后果

压力性损伤一旦形成，病程持久，伤口不易愈合，严重降低了患者的生活质量，影响个人的身体和心理健康。患者出现的疼痛感、活动受限、伤口的渗液和异味等均可导致患者的自我形象紊乱。随着压疮的进展，其导致的致死率和致残率也在不断增加。

此外，住院时间的延长，压疮的治疗和护理会消耗大量的社会和医疗资源，不仅给患者本身，也给医疗机构带来巨大的经济负担。据统计，美国有超过650万人口患有慢性伤口，总医疗费用支出超过250亿美元；澳大利亚的急性医疗机构每年花费均超过16亿美元；据英国国家卫生服务机构报道，英国每年慢性伤口的医疗费用支出为23亿～31亿英镑。

6. 什么是皮肤的"压力"

压力是引起压疮最主要的原因。一个体态匀称的正常人，其体重的90%可通过体表的10%～15%来支撑，而当仰卧时，支撑面增至20%～25%。压力所致压疮与压力大小及受压的时间密切相关。受压愈高，其形成溃疡的时间愈短。脆弱部位（主要指骨突处）受到部分身体长期过度的压力，使组织血管收缩或阻塞造成血液循环障碍，使局部缺血，如缺血得不到解除，则引起细胞坏死，而形成压疮。

7. 老年人为什么容易发生压疮

老年人随着年龄增加及疾病等因素，导致皮肤干燥、松弛，消化功能减退，皮下脂肪减少、肌肉萎缩，对压力的缓冲力降低，受压部位容易出现破溃而发生压疮。部分老年人合并有瘫痪、阿尔茨海默病等疾病，感觉、疼痛等功能相对减退，对压迫的感受性和躲避能力亦可下降，故容易发生压疮。

8. 预防压疮的措施

压疮的预防措施主要包括以下几个方面：

（1）正确减压
- 包括定时翻身，一般每隔2小时翻身一次，但若皮肤有异常可增加翻身频率；考虑使用减压器具，包括减压床垫、翻身枕、足跟保护垫、保护性敷料等降低局部皮肤受压情况。

（2）减少摩擦力和剪切力

- 保持床单的整洁、干燥；平卧位时抬高床头一般不应高于30°，半卧位或坐位时间每次缩短在30分钟内，并防止身体下滑，协助患者翻身、更换床单时请抬起患者，避免拖、拉、推等动作。

（3）加强营养

- 应给予高蛋白质、高维生素、富含锌元素的饮食，注意少食多餐纠正贫血和低蛋白血症，控制糖尿病等压疮易发的危险因素。

9. 减压是预防压疮的重中之重

减压是预防压疮的基础，减压目的在于扩大皮肤与支撑面接触的面积，减少局部的压力，使局部压力再分布。除了定时翻身以外，也可使用减压工具，常见的减压工具包括气垫床、软枕、翻身枕、棉垫、足跟垫、不同类型的敷料等，需要提醒的是，不能使用环形防护垫"减压"，因这些环形器械边缘产生的高压会加重组织损伤。保持床铺的平整，避免褶皱；穿的衣服要避免有粗大的缝合处，以免增加新的受压点。需要注意的是，尽管使用了减压器具，也需评估患者局部状况，定时进行翻身。

10. 居家长期卧床的老年人，如何选用床垫及翻身枕

长期卧床老年人无法自主翻身，骶尾部、脊柱、肩胛骨等骨隆突处部位若受压迫的时间较长，会影响血液循环，容易形成压力性损伤，给患者带来危险。定时翻身、使用翻身枕、选用合适的床垫是预防压疮发生的重要举措。通常我们选用角度为30°R型设计翻身枕，30°R型设计是根据工学力学原理设计的，可维持侧卧30°，R曲线弧度凸起主要是贴合脊椎的生理弯曲，能够贴合支撑身体，缓冲局部受压情况。床垫一般选用交替充气的气垫床，居家患者也可选择使用记忆床垫。

11. 居家照护如何协助老年人进行正确翻身

居家长期卧床老年人较多，压疮的发生率因而较高，翻身是预防压疮最简单、有效的方法。通常情况下至少每2小时翻身一次，必要时，例如短时间内皮肤压红明显，不易恢复时可增加翻身频次。经常坐轮椅的老年人，每半小时应进行体位的改变，每次至少15分钟。变换体位时，避免拖、拉、硬拽摩擦老年人皮肤。翻身后可使用软枕、翻身枕减压，避免骨隆突处直接受迫。

对于不能自主翻身的老年人，可按照以下步骤协助翻身：护理员将手伸入盖被内轻握老年人近侧手臂放于近侧枕边，远侧手臂放于胸前；在盖被内将远侧下肢搭在近侧下肢上，护理员双手分别扶住老年人的肩部和髋部向近侧翻转，使老年人呈侧卧位；

双手环住老年人的臀部移至床中线位置。

12. 坐位时如何预防压疮

患者于床上坐起时，应注意骶尾部皮肤剪切力的发生，半卧位或坐位时间每次缩短在30分钟内，并防止身体下滑，尽量避免采取90°侧卧位、半坐卧位。若因进食等需求需要采取半坐卧位，可在臀部、腘窝下垫软枕等减压工具。此外，注意保护足跟部位，可悬空足跟，可把软枕等减压工具垫在小腿下以抬高足跟，注意应沿小腿全长垫起、避免出现高压区域。若无法把腿放在软枕上，也可使用其他足跟托起用具（如防压疮脂肪垫）来抬高足跟，还可应用预防足下垂的器械。

13. 足跟部的压疮不容忽视

足跟部解剖结构与身体其他部位不同，足跟部向后突出，足跟皮肤与跟骨间的皮下组织较薄，缺乏肌肉和软组织作为缓冲，且平卧时接触面积小从而形成较高压力点。卧床时受力较大，床垫不合适时受力更大，跟骨表面的软组织较少，缺少缓冲，极易发生溃疡和疼痛。患者在床上移动时会因为剪切力和摩擦力增加压疮发生的风险。此外，老年患者跟部毛细血管和软组织减少，血流供应变差，均增加了压疮发生的风险。预防足跟压疮最理想的方法是确保足跟不接触床面以避免所有压力，即保持足跟处于"漂浮"状态（图57）。

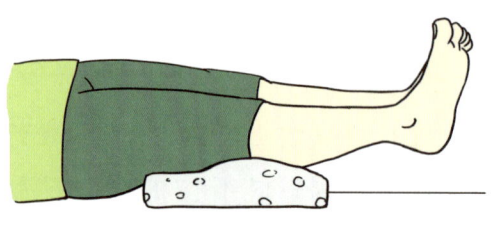

图57　足跟不接触床面

14. 营养与压疮的关系

营养不良已被广泛认可为压疮发生的重要危险因素。有研究表明，营养与患者的免疫系统功能存在明确的相关性。由于血浆蛋白参与皮肤屏障和皮肤免疫作用的形成，低蛋白血症可能会引起皮肤抵抗力下降。此外，营养摄入不足导致的贫血、肌肉萎缩等均被视为压疮的诱因。因此，对营养不良患者需积极进行营养干预，评估营养状况和营养需求，个性化给予营养支持，如补充混合营养，或单独补充维生素C、蛋白质或锌元素，充分、安全、有效、合理的营养已成为预防压疮和改善压疮患者预后的重要治疗措施。

15. 大小便失禁对皮肤的影响

患者大小便失禁会影响微环境的变化，主要指皮肤表面的温湿度。臀部长期浸渍在大小便中会引起温度、湿度过高，皮肤局部潮湿、代谢增加，导致角质层结构变化、酸碱度变化或屏障功能破坏等，皮肤对压力耐受力下降，保护层丢失，从而导致压力性损伤的发生。

对于大小便失禁的患者，应及时清理污物，防止对皮肤产生刺激而破溃；注意加强皮肤清洗和定期评估，保持患者皮肤清洁、干燥；可使用皮肤保护剂，增加皮肤光滑度，减少摩擦。

16. 发生压疮后的对应措施

长期居家卧床老年人由于局部皮肤长期受压易发生压疮，一旦发生压疮，可能会引起伤口感染、疼痛等症状，甚至可能引发脓毒血症导致死亡。那么早期居家可以做些什么呢？

- 保持局部皮肤清洁、干燥，保持床单、皮肤清洁干燥，衣服选择透气、棉质松软的衣料。
- 居家照顾者（如子女等）应协助定时翻身，变换体位，减少局部受压时间，有利于压力分散和血液流动。侧卧位时体重作用于臀部，床与双髋连线应保持大约30°。
- 使用减压工具，如翻身枕、软枕等工具，起到局部压力缓冲及维持正确姿势的作用。

对于1期压疮患者，经有效减压后，红斑多数可在48小时左右可逐渐消退，5～7天内可恢复；2期压疮患者护理重点在于保护皮肤，避免感染。未破损的小水泡可让其自行吸收，大水泡可在消毒后，用无菌注射器抽出水泡内液体，创面可选择保护性敷料（如水凝胶敷料、泡沫敷料等）进行应用；3期及以上压疮以及创面出现水泡、破溃等无法处理情况，请尽快就医，由专业人员进行处理，以防止居家护理不当造成创面感染及压疮继续进展。

17. 如何区别压疮和其他皮肤异常情况

压疮，也称压力性损伤，是指由于局部受压导致的皮肤和（或）皮下组织局限性损伤，通常发生在骨隆突处或与医疗器械接触的部位，典型的发生部位为骶尾部、足跟、坐骨结节及外踝等部位，边缘或边界较为清晰。其重要特征是可表现为非苍白性红斑的完整皮肤，或部分或全部皮肤层丧失等，伤口基底可能含有坏死组织，也可发生继发性的组织感染。

压疮常与机械性/外伤性伤口、糖尿病足、下肢静脉溃疡及失禁性皮炎相鉴别，例如，机械性/外伤性伤口主要指各种外力（如挫伤、撕裂伤、切割伤等）作用导致皮肤损伤；糖尿病足主要由于下肢神经和血管病变导致的足部感染、溃疡和深层组织破坏；失禁性皮炎主要是由于排泄物刺激的皮肤炎性反应，与大小便失禁有关，常发生于会阴、肛周、臀部等部位，边界不清楚。可从病因、发生部位、形状、边界等角度与其他皮肤异常情况进行比较。

18. 压力性损伤、失禁性皮炎如何区分

临床上压力性损伤和失禁性皮炎最容易鉴别不清，是由于肉眼外观上有相似之处，易让人混淆，两者都可表现出骶尾部红斑、完整或者部分浅表皮肤的缺损。其实，两者有很大区别，下面我们从病因、部位、深度、形状和边界等方面简要介绍它们的不同点（表5）。压力性损伤发生的病因主要为局部持续受压力和（或）剪切力导致组织缺血缺氧的皮肤或皮下软组织损伤，可表现为皮肤完整伴指压不变白的红斑、部分皮层缺损或全层皮肤受损，伤口床可以呈现粉红色、红色、深红色、栗色或黑色。好发生于骨隆突处或者受压部位，边缘清晰。一般深层组织先受损，然后向表层发展，进而累及全层的"自下而上"的皮肤损伤；失禁性皮炎是指皮肤长期暴露于尿液和粪便中引起的皮肤炎症，表现为伴或不伴水泡或皮肤损伤的发生。尿液中含有的尿素氮等刺激皮肤物质，水样粪便呈碱性且含有的蛋白水解和脂肪水解酶可削弱皮肤角质层的防护作用。失禁性皮炎好发于会阴、肛周、臀部等，边缘弥散不规则，通常为浅表性，逐渐累及表面及真皮的"自上而下"的皮肤损伤。

表5 压疮与失禁性皮炎区别

	压疮	失禁性皮炎
病因	压力、剪切力导致组织缺血缺氧	大小便失禁
部位		会阴部、臀部、大腿内侧
深度	全部皮层及皮下组织,可深及表皮、真皮层,涉及肌肉、骨骼、肌腱等	多为浅表性,腐蚀表皮或者真皮
形状和边界	边界清楚	弥散性、边界不清
病变次序	自下而上	自上而下

第九章

下肢静脉性溃疡

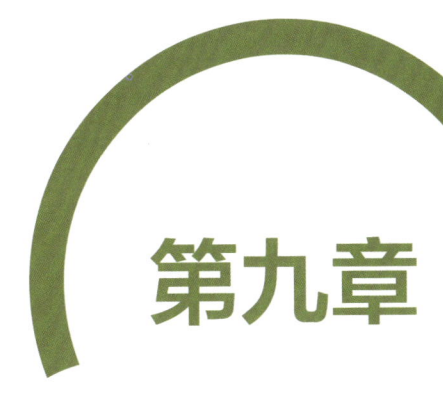
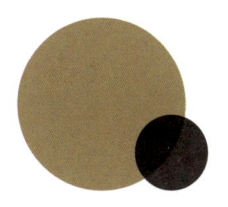

1. 下肢血管性溃疡的分类

下肢血管性溃疡按其所累及的血管系统不同，可以分为静脉性溃疡、动脉性溃疡，两者亦可同时存在，其中静脉性溃疡最为常见，占80%～90%。

2. 什么是下肢静脉性溃疡

下肢静脉性溃疡是一种因长期静脉功能不全导致皮肤和皮下组织产生严重营养代谢紊乱的表现（图58）。主要是因为局部血管疾病所引起的，溃疡只是其中表现之一。

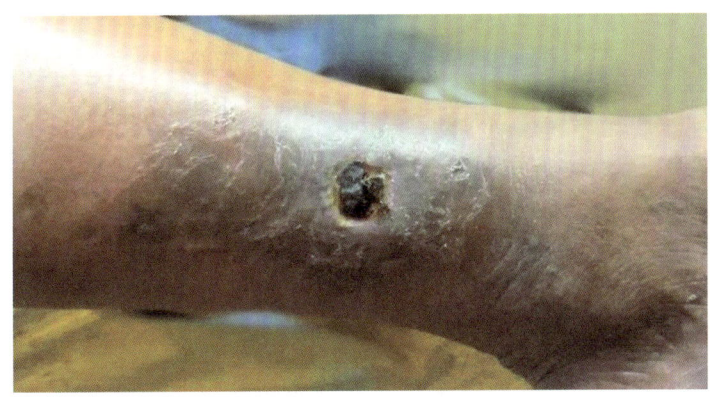

图58 下肢溃疡

3. 下肢血管疾病发生的高危因素

（1）年龄增长

周围血管疾病与年龄增长有一定的关系，年纪越大的人越容易患血管疾病，比如静脉血栓形成等，下肢血管疾病的发病率也会上升。

（2）不良生活习惯

下肢血管疾病的发生与不良生活习惯有很密切的关系，久坐或者久站都容易导致下肢静脉功能不全。久坐是现代人常见的一种生活状态，不论因工作，还是因其他原因。久坐会使血液流动减慢，导致体内毒素不能及时排出。此外，久坐保持一个姿势，下肢血管容易出现静脉血栓，若猛然站起，容易使血栓脱落进入肺部，诱发肺栓塞。长期卧床的患者更容易出现下肢深静脉血栓。

（3）长期抽烟

抽烟是非常不好的习惯，香烟中含有很多种化学成分，一氧化碳会使血液中携氧量降低，尼古丁会促使血管发生痉挛、收缩，从而使血压升高。抽烟会对动脉内皮造成破坏，引发局部炎症，还会增加血小板聚集，从而增加血栓的形成，加速血管堵塞的发生。长期抽烟的人还会出现动脉硬化，引发更严重的心血管疾病。

（4）动脉疾病

下肢血管疾病大多有基础疾病，动脉疾病比较常见。动脉疾病控制不当的话容易导致血管闭塞，甚至会形成动脉瘤。下肢血管疾病的症状主要有肢体肿胀和肢体疼痛，患者适当休息后症状可得到缓解，运动时会加重。

（5）不健康的饮食结构

很多人会忽视饮食结构的重要性，长期不健康的饮食结构，会增加慢性疾病及血管疾病的发生。有些人饮食偏爱吃些高脂肪、高蛋白质的食物，如油炸鸡翅、烧烤羊肉、涮牛羊等，忽略新鲜蔬菜、水果的摄入，长期如此，会使营养素摄入不均衡，脂质代谢异常，导致"坏"胆固醇水平升高，"好"胆固醇水平降低，促使血栓的形成，严重者可堵塞血管。因此，饮食应保证三餐规律，同时，要保证营养摄入均衡，建议每顿饭有1/3主食、1/3蔬菜、1/3肉类或鸡蛋，吃饭八分饱，利于健康。

4. 下肢静脉性溃疡易发人群

（1）静脉曲张（图59）

这是较为常见的发生慢性溃疡的原因之一，由于大隐静脉或小隐静脉瓣膜功能不全，浅静脉内压力升高，血液倒流、静脉扩张。长时间静脉曲张会引起血液瘀滞，血液中一些成分渗入皮下，引起皮肤变色，皮肤失去营养，导致溃烂。还有静脉曲张外

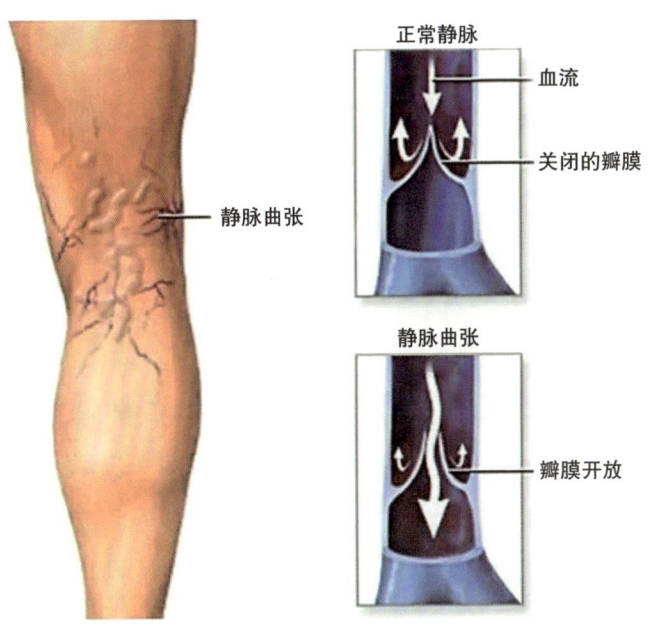

图59 静脉曲张

伤溃破不易愈合，最终导致溃烂，形成下肢静脉性溃疡。

（2）下肢静脉瓣膜功能不全

下肢静脉瓣膜功能不全一般指原发性下肢静脉瓣膜功能不全，主要表现为下肢浅静脉曲张，小腿沉重、肿胀、胀痛，时间长后由于静脉瓣膜功能不全，静脉回流障碍导致血液瘀滞，血液中一些成分渗入皮下，引起皮肤变色，皮肤失去营养，导致溃烂形成下肢静脉性溃疡。

（3）动静脉瘘

由于外伤或先天性因素导致下肢静脉出现动静脉交通，血液不经过毛细血管减压，动脉压力远大于静脉压力，因而动脉血液直接灌注于静脉内，静脉内压力增高造成静脉血液的有效成分渗入皮下引起皮肤变色，皮肤失去营养，导致溃烂形成下肢静脉性溃疡。

（4）变应性血管炎

变应性血管炎是一种免疫性疾病，多发生于细小血管，造成细小血管（小动静脉）的闭塞，血管供应区的皮肤营养差加上静脉淤积造成皮肤溃疡。

（5）交通支瓣膜功能不全

多见于足靴区的交通支瓣膜功能不全。静脉回流时，深静脉受肌肉压力促进静脉回流，由于交通支瓣膜功能不全，一些静脉血流会通过交通支进入浅静脉，造成局部浅静脉压力升高，静脉血中的一些有效成分渗入皮下引起皮肤变色，皮肤失去营养，导致溃烂形成下肢静脉性溃疡。

（6）静脉血栓

由于静脉堵塞后静脉压力升高，静脉血液瘀滞在静脉中，时间长后渗入皮下引起皮肤变色，皮肤失去营养，导致溃烂形成下肢静脉性溃疡。

5. 下肢血管静脉瓣膜的作用

静脉瓣膜非常薄、软，而且透明。在血液向心脏方向流动的情况下，瓣膜贴附在静脉壁上，静脉通畅无阻。当站立或其他原因引起静脉压力增高时，造成静脉血逆向流动。在逆向血流的冲击下，两个瓣叶张开靠拢，阻止血液逆流。因此，静脉瓣膜的唯一功能就是使静脉血单向向心脏方向回流，也就是起单向阀门的作用。如果因某种原因，瓣膜失去了单向阀门的作用，血液就会倒流，使静脉血不能顺利向心脏方向流动，就会导致静脉倒流性疾病。静脉瓣膜功能不良也是下肢静脉曲张的常见原因。

6. 下肢静脉瓣膜被破坏的原因

下肢静脉瓣膜功能不全，主要是后期长时间的站立、工作、生活，导致下肢长期处于高压力状态。当压力累积到一定程度，下肢的瓣膜会出现关闭不全，血液会出现倒流，会加重高压状态。下肢静脉长期处于恶性循环，瓣膜的功能关闭不全，由轻、中度逐渐加重到重度。

还有一部分原因是先天性的，即遗传性因素引起的下肢静脉管壁肌肉和力量不足，瓣膜关闭不全。下肢慢性静脉功能不全，早期主要是酸、胀感觉，随着病情加重，可能同时合并有浅静脉曲张。病情再加重，出现足靴区溃疡、色素沉着，即老烂腿。

7. 导致下肢静脉压力增高的原因

下肢静脉压力增高的原因是因为静脉血液的反流或者是静脉回流不畅引起的，如大隐静脉瓣膜功能不全，静脉的血液通过关闭不全的瓣膜，由上而下反流到了大隐静脉，就会引起大隐静脉的静脉高压，这是原发性大隐静脉高压的病因。另外就是静脉回流障碍，如下肢深静脉血栓或者是髂静脉受压、右心功能不全、肺动脉高压，都会引起静脉回流出现障碍，大量的血液就会聚集在下肢，从而引起下肢静脉高压。

8. 下肢静脉性溃疡的好发部位

下肢静脉性溃疡多发生在内踝上部和小腿内侧下1/3处。由于组织供血不足，溃疡周围组织变薄，皮肤发黑变硬，溃疡长久不愈且愈后易再发。

9. 下肢静脉性溃疡的临床表现

临床症状主要表现为下肢麻木、酸痛、灼热、疼痛、肌肉痉挛、沉重感、皮肤瘙痒、下肢无力感、易疲劳等。皮肤色素沉着伴溃疡，下肢肿胀，溃疡多发于小腿前内侧、内踝上，外踝上方及足背也可出现。色素沉着皮肤呈皮革样改变，与正常皮肤交界处多有脱皮表现，同时伴有湿疹表现。皮革化皮肤有时可触及明显凹陷及凸起改变，曲张静脉多触摸不清，正常皮肤仍伴有静脉曲张表现。

10. 下肢静脉性溃疡筛查

（1）彩色多普勒超声检查

这是血管外科重要的无创检查设备，可以反映浅静脉和深静脉系统是否存在阻塞或反流，能动态观察瓣膜活动情况以及瓣膜形态，也可以显示腓肠肌收缩时交通静脉是否存在外向血流。

（2）静脉造影

静脉造影是下肢静脉系统疾病诊断的"金标准"。在诊断下肢静脉性溃疡中，静脉造影对辨别交通静脉病变更加实用可靠，具有非常重要的价值。

（3）空气体积描记仪

空气体积描记仪可以检测下肢静脉的充盈时间、射血容量、残余容量、射血分数和残余容量分数等，能较好反映腓肠肌泵功能状态。此外，也可以检测足静脉容量，作为静脉病变术后复发的重要依据。

（4）X线检查

病变局部摄片是下肢难治性静脉溃疡患者不可或缺的检查，它可以发现骨髓炎、骨肿瘤或异物残留等一些影响溃疡愈合的因素。此外，对影响腓肠肌泵功能的踝关节限制性病变的诊断有明确的帮助，对治疗也有指导意义。

（5）实验室检查

实验室检查主要帮助鉴别非静脉性因素导致的下肢溃疡，如血糖和一些免疫指标的检测等，以提供相应的治疗依据。

11. 下肢静脉性溃疡的治疗

下肢静脉性溃疡主要是由慢性静脉疾病引起的，因此首先要治疗原发病、控制静脉压，应以保守的压力治疗为主。

（1）首选保守治疗

即压力治疗，包括穿压力袜、使用弹力性绷带、非弹力性绷带、间歇性气体力学压力治疗等。压力治疗可以抑制皮肤浅静脉膨胀，弥补静脉瓣功能不全；还可以协同小腿腓肠肌泵功能，降低静脉张力，促进下肢血液回流，减轻下肢水肿。

（2）溃疡伤口的正确处理

控制伤口感染和保持适合伤口愈合的环境，在治疗全身疾病的同时需要对伤口进行长期的专业护理。

（3）手术治疗

静脉剥脱术、瓣膜成形术、交通静脉结扎术等。

12. 压力治疗对下肢静脉性溃疡的作用

为了有效地治疗下肢静脉溃疡，必须对下肢进行压力治疗。因为可提高小腿肌肉泵的有效性，减少静脉容积，降低静脉压力,增加流速,并改善微循环。还能防止水肿的发生,减缓皮肤营养不良的发展,尤其是深静脉血栓形成患者。

(1)医用压力袜应用

对轻微的患者可以使用医用压力袜(图60),不仅可以治疗下肢静脉曲张,还可以预防病情加重。压力袜的正确使用对于静脉性溃疡患者来说可能更加重要。压力袜最好选择有压力梯度的,并根据患者溃疡的严重程度选择不同压力的压力袜。在使用压力袜时应防止压力过高,引起下肢缺血。一般要求患者下肢的踝肱指数(ABI)>0.8。

医用压力袜和普通的弹力袜是不一样的,医用压力袜具有独特的设计,可以增加下肢的回心血量,减轻压力,缓解静脉曲张引起的不适。患者使用医用压力袜不会影响到膝盖活动,质地柔软,舒服贴身。

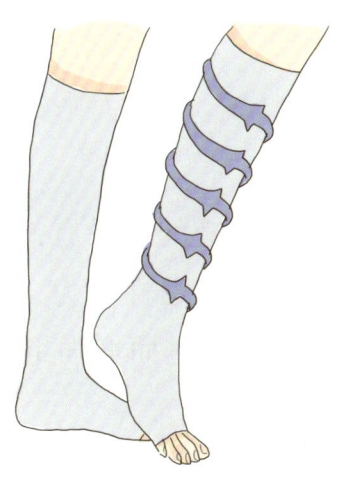

图60　压力袜

(2)弹力绷带使用

使用弹力绷带来作为压力治疗(图61),弹力绷带能使下

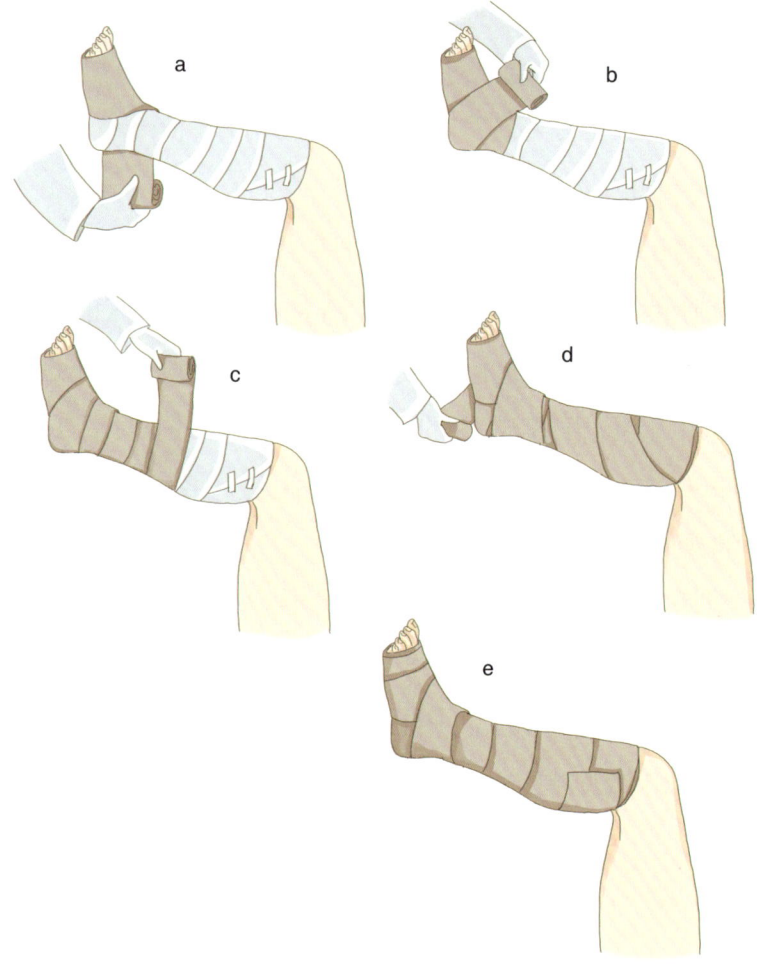

图61 弹力绷带

肢静脉的压力从下而上是递减的,最有效的压力是在下肢远端到近端压力逐渐减弱,形成递退性压力,有效使用可降低静脉高压、减少静脉淤滞和炎症、进而增强组织血循环。

13. 压力袜的压力分级

压力袜分为以下几级压力:
- 一级低压:预防保健型(15～20 mmHg):适用于静脉曲

张、血栓高发人群的保健预防。

- 一级中压：初期治疗型（20～30 mmHg）：适用于静脉曲张初期患者。
- 二级高压：中度治疗型（30～40 mmHg）：适用于下肢已经有明显的静脉曲张（站立时静脉血管凸出皮肤表面），并伴有腿部不适感的患者（如下肢酸乏肿胀、湿疹瘙痒、抽筋发麻、色素沉着等），以及静脉炎、怀孕期间严重静脉曲张、静脉曲张手术后（大小隐静脉剥脱术）的患者，此外还有深静脉血栓形成后的患者。
- 三级高压：重度治疗型（40～50 mmHg）：适用于下肢高度肿胀、溃疡、皮肤变黑变硬、高度淋巴水肿、整形抽脂术后恢复期等患者。

14. 穿压力袜的禁忌证

压力治疗并不适用于所有人，在进行压力治疗之前必须有专业人员的临床评估。对于有心脏病或急、慢性心力衰竭的患者应该慎用压力治疗，因为该措施可能导致体液量变化而影响心功能。

15. 穿压力袜的注意事项

在专业医生指导下选择专业的压力袜，坚持穿戴压力袜，掌握正确穿脱方法。

每天穿好压力袜再下床，晚睡前脱掉，也就是落地穿，穿好袜子要把压力袜拉平整，避免皱褶形成勒痕。短筒压力袜不要拉太高，一般拉到膝关节内侧突出部位下2 cm，以免皱褶形成索带。

在穿或脱压力袜时，不要让钻饰或长指甲刮伤袜子。皮肤干燥脱屑可涂润肤露，预防脚后跟皮肤皲裂。每双压力袜平均使用6个月。

16. 怕袜子弹性变差，不洗袜子可以吗

压力袜需要清洗，尤其对于爱出汗的患者，更应注意袜子的清洁。

（1）建议定期清洗（1~2天）

这样弹性更好，根据材质说明使用合适的中性洗衣液或沐浴露清洗。

（2）压力袜建议手洗

不要用力拧干，用力拧会把里面的橡胶拧坏。另外，要自然阴干，不要暴晒，暴晒会把橡胶晒老化，影响压力袜寿命。

17. 夏天需要穿压力袜吗

对于有静脉曲张的患者，在夏季更需要穿压力袜。

为什么在夏季更需要穿压力袜？高温确实让人想放弃穿着厚厚的压力袜，但我们的血管可不这么想。在夏季，由于气温上升，血管扩张，静脉曲张患者的不适症状会更明显。同时，夏天人体水分消耗更多，如果饮水不足，可能会增加血栓的风险。所以，在夏天，其实更需要穿压力袜来保护你的静脉。

18. 睡眠时是否需要穿压力袜

压力袜最重要的作用是促进静脉回流。如果是在休息的时候，平躺的状态下静脉回流的负荷很小，压力袜又非常紧，这时候还穿袜子会非常不舒适，严重的会影响生活质量，甚至影响睡眠质量，所以不建议患者在晚上睡觉的时候穿压力袜。

但是有些人刚做完静脉曲张手术，怕反复穿脱对静脉曲张的伤口有影响，这种情况下可以不脱。因为每次穿脱非常费劲，压力非常的大，可以等伤口愈合了，晚上睡觉的时候再脱，白天或长距离走路之前再穿上。

19. 促进下肢静脉性溃疡伤口愈合的方法

腿部运动和体力活动能刺激小腿肌肉泵，加速静脉循环。散步会使小腿肌肉收缩和扩张，导致血液从小腿向心脏方向运行。

静止条件下腿部运动对小腿肌肉泵功能也有积极的影响。站立时的脚趾尖运动，以及坐姿时的脚弯曲和伸展，都能有效刺激小腿肌肉，增强静脉回流。

因此，应鼓励下肢静脉性溃疡患者，加强小腿肌肉活动，通过步行和腿部运动方法，加上充分利用压力疗法，可促进下肢静脉溃疡伤口愈合。

20. 下肢静脉性溃疡周围皮肤该如何护理

下肢静脉性溃疡周围皮肤常水肿，皮肤薄弱，且多伴有皮肤湿疹或皮炎，皮肤瘙痒明显。如果不停地抓挠容易使皮肤受损，形成新的溃疡。所以，应避免抓挠溃疡周围皮肤，必要时可遵医嘱用药涂抹于瘙痒处皮肤。

21. 下肢静脉性溃疡愈合后如何预防复发

下肢静脉性溃疡愈合后仍需继续压力治疗，是预防静脉性溃疡复发的基本措施。平时做些简单的物理疗法，如抬高患肢，进行适当的体育活动等。

第十章

癌性伤口及管理

1. 什么是癌性伤口

癌性伤口是指恶性肿瘤通过原发病灶直接入侵浸润或远处转移，侵袭皮肤和周围的血管及淋巴管，造成皮肤破溃，表现为皮内癌性结节，或皮肤表面外生的癌性结节破溃形成的皮肤开放性溃疡或腔洞。多呈蕈状物、菜花状或溃疡状。癌性伤口常发生于晚期癌症患者，生存期多为半年到1年，在癌症患者中的发生率为5%～10%，多发于乳房（49%）及头颈部（34%）区域，主要表现为四大症状：恶臭、大量渗液、出血及疼痛。

2. 癌性伤口有哪些分类

癌性伤口按照病因学分类主要包括4类（图62）。

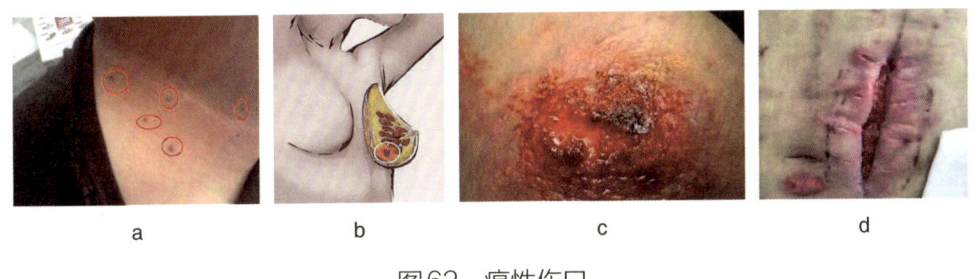

图62　癌性伤口

（1）源于皮肤局部的恶性肿瘤

此类伤口是由于肿瘤细胞随着淋巴液及血液浸润皮肤所致，如皮肤局部原发性恶性黑色素瘤、原发皮肤鳞状细胞癌，以及慢性伤口长期感染恶变为鳞状细胞癌或基底细胞癌（图62a）。

（2）源于乳腺癌浸润性生长

部分乳腺癌浸润生长迅速，突出皮肤表面，形成较大肿块，导致局部皮肤张力过大、破溃，形成恶性肿瘤伤口（图62b）。

（3）源于远处肿瘤转移

远处肿瘤细胞可通过淋巴液或血液转移至皮肤，浸润皮肤后形成伤口，且该肿瘤伤口的组织病理通常与原发肿瘤相同（图62c）。

（4）源于原发肿瘤手术后原位复发

手术后残留肿瘤细胞通过种植或在切口处原位浸润生长，可导致组织异常增生、破溃、感染和伤口进行性扩大（图62d）。

3. 癌性伤口有哪些特征

（1）渗液多

癌肿组织血管通透性增加、细菌产生蛋白酶致组织分解代谢、感染相关的炎症是癌性伤口产生大量渗液的主要原因。大量渗液常污染衣物，致使伤口换药频率增加，异味加重，给患者带来心理负担。

（2）异味重

癌性伤口的恶臭气味可能由多种因素引起，包括坏死组织、高细菌负荷及感染、大量渗液。气体呈恶臭味是由于其中含有挥发性混合物，包括细菌微生物，酸类混合物（正丁酸、正戊酸和正己酸），以及由非厌氧细菌释放的尸胺和腐胺。

（3）易出血

由于癌肿局部刺激使伤口血管内皮生长因子增多，导致伤口周围形成丰富且脆弱的血管。感染使较大血管的成纤维细胞活性降低及可能形成血栓，伤口床中肉芽组织对创伤的抵抗力减弱，即使是去除黏附在伤口表面敷料时的轻微创伤也可能引起出血。

（4）常伴随疼痛

肿瘤压迫神经和血管会使癌性伤口产生疼痛。伤口的疼痛程度取决于伤口的部位，侵犯组织的深度和破坏程度，有无神经侵犯，暴露神经末梢中存在的活性组织的比例，以及患者对疼痛的忍耐度和镇痛剂的使用。

（5）周围皮肤浸润

癌性伤口创面产生的大量渗液，造成伤口周围皮肤浸渍，出现皮肤发红、糜烂。

（6）难以愈合

由于癌性伤口难以愈合，因此伤口管理的目标是通过症状管理，来提高患者的舒适度，尽可能地改善患者的生活质量。

4. 癌性伤口与其他常见伤口有什么不同

（1）伤口外观恐怖

癌性伤口的外观通常比较恐怖，相关症状几乎影响到患者生活的每个方面，在癌性伤口发展过程中通常伴随患者某些部分的丧失，尤其是身体形象的丧失，自尊和希望的丢失，失去了正常的生活。

（2）伤口位置特殊

不同原发性肿瘤所对应的肿瘤伤口好发部位有所不同，如乳腺癌引起的恶性肿瘤伤口常发生于乳房部位，也可能出现在头皮、颈部、上肢和背部；肺癌的伤口常发生在胸部、背部和头皮；口腔鳞状细胞癌的伤口多分布于头部和颈部。这些特殊位置常常是患者尴尬或痛苦的主要原因之一。

（3）治疗过程复杂

恶性肿瘤是癌性伤口产生的主要原因。对原发肿瘤的治疗可缩小伤口、控制及改善伤口症状。治疗方法取决于肿瘤的类型、分期以及患者的身体状况等，常见的有放疗、化疗、激素治疗和手术。通过对原发肿瘤的治疗，虽然可以缩小伤口的大小，但大多不能达到完全治愈。

（4）具有侵蚀性

侵蚀周围正常组织，与正常组织界限难以区分（良性包膜），生长快速，在体表形成隆起的包块和皮肤溃疡，常伴有感染、特殊的臭味、易出血、渗液多。

5. 癌性伤口渗液量的分级

- 无渗出：指24小时更换的纱布不潮湿，看上去是干燥的。
- 少量渗出：指24小时渗出量少于5 mL，每天更换纱布不超过1块。

- 中等渗出：指24小时渗出量在5～10 mL，每天至少需要1块纱布，但不超过3块。
- 高渗出：指24小时渗出量超过10 mL，每天需要3块或更多纱布。

6. 癌性伤口气味的分级

癌性伤口由于坏死组织易受各种杂菌及微生物的感染，并繁殖分解坏死组织，会产生大量带有腐败味、恶臭的气体，使恶性肿瘤破溃后发出恶臭的气味。癌性伤口气味描述分为6个等级（0～5级），分别是：

- 0级：一入房间、病房、诊室即闻到气味。
- 1级：距患者一个手臂的距离闻到气味。
- 2级：少于一个手臂的距离闻到气味。
- 3级：接近患者手臂闻到气味。
- 4级：只有患者自己可闻到。
- 5级：无气味。

7. 癌性伤口的换药频次

患者在化疗第一周期每天更换2次外敷料、1次内敷料。

第二周期化疗时，每天更换1次外敷料，隔天更换1次内敷料。

化疗第三周期起，伤口黄色渗液量少时，可2～3天换药1次。

待伤口基底见粉红色肉芽组织时，改用水胶体敷料，使癌性伤口形成密闭环境，减少对创面刺激，促进伤口愈合。

癌性伤口面积大伴渗出、恶臭及出血时，每日更换伤口敷料在揭除敷料时伴疼痛，易增加患者生理及心理上的痛苦，因此应该准确评估患者癌性伤口，根据其大小以及渗液量，为患者选取合适的敷料，减少换药次数，减轻恶臭，降低疼痛，减少出血，增进患者舒适感。

8. 哪些方法可以减少癌性伤口渗液的量

癌性伤口血管丰富、血管通透性增加，同时微生物会引起肿瘤伤口发生炎性反应，其分泌的组织胺会导致血管发生扩张。此外，细菌蛋白酶会分解坏死组织，这些因素使癌性伤口易产生过多的渗液，一般可采用以下几种方法来控制和改善渗液量。

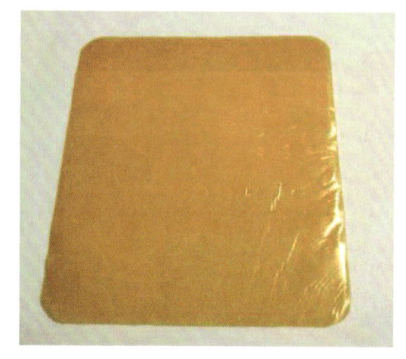

图63　水胶体敷料

（1）水胶体敷料

水胶体敷料（图63）可以有效阻隔外界的有害物质，为创面提供一个温湿度适宜的局部微环境，同时可吸收少量的渗液。每天使用，持续2～3天可以明显改善渗液量，一般需要使用2周。

（2）银离子藻酸盐敷料

银离子藻酸盐敷料在遇到渗液时便会通过银化合物的稳定持续释放，从病理上减少渗液的产生。可适用于中等或大量渗液的癌性创面。

（3）伤口引流袋

可选用一件式造口袋，将底盘中央孔径剪裁，大小比伤口口径大 2 mm，撕去底盘纸，粘贴于创面（图64）。适用于渗液量超过 200～500 mL/天、创面周围平坦、需要清洗的伤口。

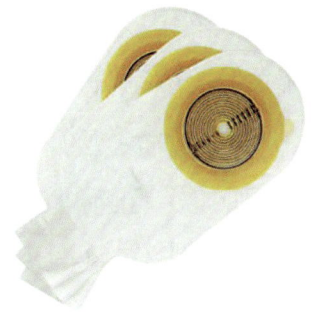

图64　伤口引流袋

9. 哪些方法能够有效去除癌性伤口气味

癌性伤口的五大症状中，恶臭对患者及照护者的影响最大，下面介绍几种常用的用于伤口气味管理的措施。

（1）甲硝唑凝胶

可直接涂于伤口表面，每天使用1～2次，2～3天后可以降低伤口的气味，一般需要持续使用2周。

（2）伤口敷料

每次清洗伤口后可使用能够吸收气味的伤口敷料，如活性炭敷料、镁盐敷料、纳米银敷料，能够有效减少或清除伤口气味。

（3）除臭剂

可使用一些除臭剂如香薰、挥发性薰衣草精油、醋酸、硅胶猫砂等来改善卧室内环境的气味。

10. 癌性伤口疼痛如何管理

恶性肿瘤患者的疼痛可能由于肿瘤组织本身侵袭周围神经所

致，也可能由于局部伤口引起，因此在为患者换药过程中，可掌握相关技巧来减轻患者的疼痛和不适感。

- 为患者换药前30分钟，嘱患者服用镇痛药。服用镇痛药务必按照医嘱正确服用，不可随意增量或减量。
- 清洗伤口时用温盐水轻柔冲洗，不可使用纱布擦拭伤口。
- 可使用不粘连和保湿的伤口敷料，将伤口保持在湿性环境中。
- 换药时可适当使用局部麻醉药如利多卡因喷雾，改善患者疼痛。
- 临终患者可减少敷料更换频次，当患者感觉不适、敷料饱和、有气味时考虑更换。
- 换药过程中，可通过分散患者注意力、冥想等辅助疗法来减轻疼痛。

11. 居家期间如何预防癌性伤口出血

由于恶性肿瘤细胞侵蚀血管、化疗、癌症本身造成血小板数量减少或功能低下以及伤口感染组织脆性增加，使得癌性伤口容易发生出血。患者居家期间，家属可从以下几方面预防伤口出血：

- 为患者清洗伤口时动作轻柔。
- 不要强行粘贴或撕除敷料。
- 若敷料与伤口粘连，可先将敷料用温热的生理盐水浸湿后再小心去除。
- 家中备一些无菌止血敷料或厚棉垫，当伤口出血时可进行按压止血。
- 生活中穿宽松、棉质的内衣，减少摩擦脆弱区域的组织。

- 若出血量较大，可用深色毯子或毛巾遮盖血液，减轻患者焦虑情绪，并第一时间到医院进行处理。

12. 伤口出现哪些情况要及时到医院就诊

居家期间需严密观察伤口情况，当出现以下异常情况时请及时到医院就诊：
- 身体出现发热症状。
- 伤口渗液量明显增多。
- 伤口异味加重。
- 伤口疼痛加重。
- 伤口出血无法控制。

13. 家庭在癌性伤口治疗中的重要作用

癌性伤口发展迅速且难以愈合，局部创面往往伴有疼痛、大量渗液、恶臭、出血等症状，严重影响患者的生活质量及心理健康，因此家属的陪伴、照顾和支持在癌性伤口管理中占有重要的作用。

（1）家属参与伤口管理

家属学习伤口观察的知识、换药技巧，患者居家期间由家属协助换药，减少患者往返医院。

（2）减轻患者心理负担

家属积极参与患者的伤口护理，配合患者做好自我护理，通过互动、合作可拉近患者与家属的距离，能够减轻患者的心理负担。

（3）增强生活的信心

家庭成员加强与患者沟通，通过语言和行动各方面多鼓励、支持患者，多陪伴患者，能够帮助患者树立治疗疾病和面对生活的信心。

第十一章

肠造口管理

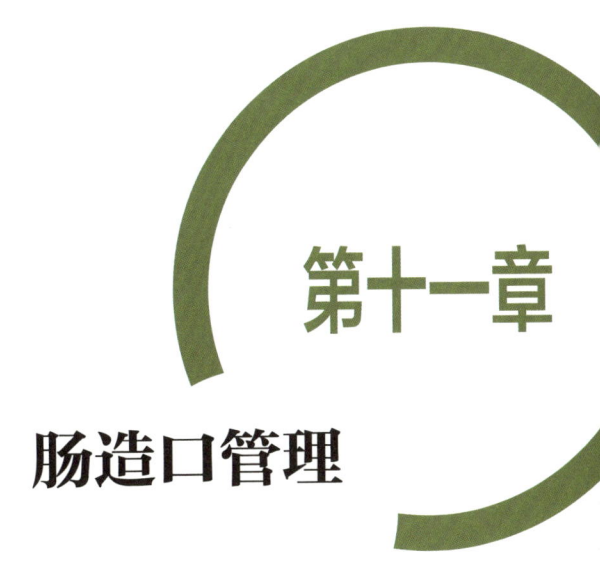
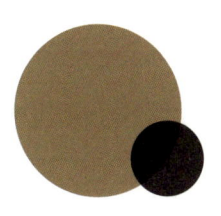

1. 什么是肠造口

肠造口俗称"人工肛门",由于疾病治疗的需要,通过手术将肠管的一端缝于腹壁上,形成一个排便的开口,用于排泄粪便。

其作用是代替原来的会阴部肛门行使排便功能,形状像一朵娇艳的玫瑰。

2. 理想造口是什么样子的

理想造口(图65):

- 造口外观:颜色鲜艳,红或粉红色,规则圆形或椭圆形。
- 黏膜表面:光滑,温润,潮湿。
- 周围皮肤:皮肤完整,无破损,无炎症。
- 造口高度:突出皮肤表面1～2 cm。

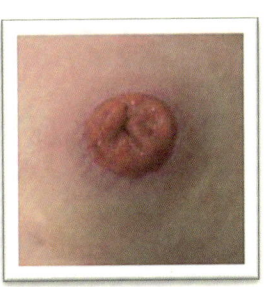

图65　理想造口

3. 肠造口术后护理用品

附件产品主要保护皮肤、治疗皮肤(图66):

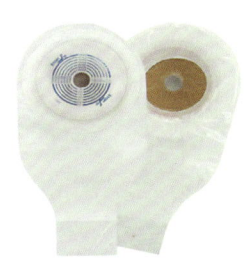
一件式造口袋

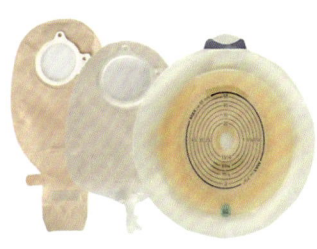
二件式造口袋(裁剪式)

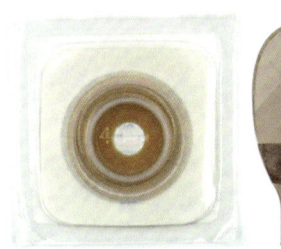
二件式造口袋(可塑式)

图66　造口袋

- 黏胶剥离剂：轻松揭除底盘，避免剥离所导致的撕脱伤，任何医黏胶的去除，减少黏胶残留对底盘粘贴的影响。
- 造口护肤粉：使皮肤保持干爽，有效吸收排泄物、减轻排泄物对皮肤的刺激，适用于发红、痒及丘疹等。
- 皮肤保护膜：在皮肤表面形成一层透气膜，为造口周围皮肤提供一个物理保护层，隔离排泄物，隔离黏胶。
- 防漏膏/可塑密封环：预防渗漏，在粘贴底盘前围绕在造口根部，密封底盘中心孔与造口之间的空隙，阻隔排泄物，避免排泄物刺激造口根部皮肤。

4. 如何做好居家造口护理

更换造口应注意以下几点：
- 更换造口袋的时间以清晨空腹为宜。
- 造口底盘更换频率为3～5天更换一次。
- 观察造口底盘有无渗漏，如渗漏应及时更换。
- 观察造口袋内排泄物形状、颜色及排泄量。
- 评估造口及造口周围皮肤有无并发症。
- 造口袋内容物超过1/3或1/2，应及时清除或替换另一个新的造口袋。

5. 造口护理流程

（1）换袋前，需要准备好所需用物

包括造口袋、造口底盘、造口护肤粉、防漏膏、造口腰带、弯剪刀、造口量尺、湿巾纸（不含酒精）、餐巾纸（抽纸）。

(2) 更换造口底盘步骤

用一只手按住皮肤，另一只手小心缓慢地自上而下轻柔揭除旧底盘。也可以配合黏胶剥离剂或湿巾纸一起，保护皮肤。

(3) 观察造口底盘

揭除下来的造口底盘不要立马丢掉，检查造口底盘的黏胶是否被腐蚀，造口底盘上是否沾有排泄物，如果有，缩短更换天数（一般建议不超过3天）或者让护理人员来判断是否需要调整您底盘的类型。

(4) 清洗皮肤

用生理盐水或湿巾纸（不含酒精）清洗造口及周围皮肤，保持皮肤的清净和干燥。

(5) 测量造口直径，正确裁剪造口底盘

使用造口尺测量造口大小。根据所测量造口的大小，在造口底盘上剪出尺寸合适的开口，裁剪的底盘大小比实际造口大 1～2 mm，用手捋顺开口内侧，防止划伤造口。

(6) 洒上造口粉并清除

确保皮肤清洁干燥后，喷洒少许造口护肤粉在造口周围，均匀涂抹，并将多余粉末清除。

(7) 使用防漏膏或防漏环

将防漏膏均匀地涂在造口周围，用湿棉签将其抹平，或将防漏环贴于造口周围，以使皮肤与防漏物品形成平整表面，防止排

泄物渗漏。

(8) 粘贴造口底盘

除去底盘粘贴保护纸，把底盘沿着造口紧密地贴在皮肤上，用手从下往上按紧黏胶。造口周围部分黏胶可以反复多次轻柔按压，以确保黏合紧密。

(9) 封闭造口袋尾端

将造口袋底部的封口对折两次，两侧的魔术贴向内对折按压密封。

(10) 扣合造口袋的四点操作法

按造口连接环的底部与底盘扣紧（第一点）；一只手向上轻拉造口袋手柄，并压向腹部（第二点）；沿着造口袋连接环在其左右两点向腹部轻压（第三点、第四点）。

(11) 扣合锁扣

两指捏紧锁扣，听见"咔嗒"声，说明袋子已经与底盘锁好。

(12) 佩戴造口腰带

佩戴腰带增加黏附力，增加安全感。使用凸面或微凸底盘，必须使用造口腰带。

(13) 加固贴合

静躺，轻轻地将您的双手放在造口底盘上5～10分钟，用双手温热使底盘黏胶与皮肤更贴合。

6. 肠造口周围有缝线，多久可以拆线

肠造口手术后，为了固定造口，医生都会在造口旁边用线缝合固定，以免出现造口回缩或造口皮肤黏膜分离的情况。

（1）缝线到底要不要拆

缝线分为可吸收缝线和不可吸收缝线。

如果患者在手术过程中使用的是可吸收的缝线，术后经过一定的时间，造口周围可吸收的缝线会自行溶解或脱落。但是由于个人体质等原因，可吸收的缝线也可能不完全被身体吸收，甚至出现线结反应，易引起造口并发症——肉芽增生或红肿，类似切口感染的情况发生，局部皮肤会鼓出有波动感的小疱，出现此类情况仍需要去医院拆线。

如果患者采用的是不可吸收的缝线或是吻合钉，均需要拆除。

（2）多久可以拆除缝线

造口周围缝线一般为手术后7～10天进行拆除。但对于患有糖尿病、营养不良、放化疗的患者，容易发生造口周围皮肤黏膜分离，建议适当地延长拆线时间7天左右。

7. 出院后造口需要如何观察

出院后造口人在每次排放排泄物和更换造口袋时，应注意观

察肠造口黏膜的颜色是否红润；造口高度是否回缩、是否脱垂；造口是否水肿；造口是否狭窄；是否发生出血等；观察造口袋的使用情况和造口底盘的溶解状况，观察造口底盘是否发生渗漏，观察造口袋内的排泄物，有无排气、排便；观察排泄物有无血液，排出物的量及其性状。如发生异常情况，立即就医。

8. 出院后造口周围皮肤观察重点

出院后造口人需观察肠造口周围皮肤有无瘙痒、疼痛、发红、破损、变色等造口周围皮炎情况。观察肠造口周围是否存在脓液、缝线是否脱落等。一旦发生异常状况，立即就医。

9. 造口术后，应如何选择饮食

造口术后饮食应由流质-半流质-普食逐渐过渡，术后早期宜采用少量多餐的进食方式，当造口人饮食恢复正常后与普通人的日常饮食基本一致，无须忌口，可按习惯用餐，但要注意营养均衡，细嚼慢咽，禁狼吞虎咽。

当造口人需外出时，为了避免尴尬，请注意避免食用以下几类食物：

- 避免易胀气的食品：萝卜、豆类、乳制品、啤酒、碳酸饮料等。
- 避免刺激性气味的食品：葱、洋葱、蒜、萝卜、韭菜。
- 避免易腹泻的食品：咖喱粉、牛奶、冷食、辛辣食品。
- 避免易堵塞的食品：高膳食纤维食品、芹菜、玉米、果皮、根茎类蔬菜、坚果类食品。

10. 造口术后如何运动

造口人适当的运动对健康非常有益，在度过恢复期之后您可以进行旅游、慢跑、单车、游泳等各种体育活动。

不过在参加运动的时候要注意：

- 避免过于剧烈、严重撞击的接触性运动，如足球、篮球。
- 避免腹压增高的运动，如举重。
- 运动前后注意更换、排空造口袋。

11. 造口术后可以洗澡吗

在手术切口的缝线拆除、伤口及造口周围伤口完全愈合后，可淋浴。淋浴时可以佩戴或取下造口护理用品，中性肥皂或浴液不会刺激造口，也不会流入造口。淋浴后需更换一个新造口袋。

12. 造口术后，可以外出旅游吗

康复后外出旅行可以调节身心健康，利于疾病恢复。出行前需准备：

- 准备造口护理包，带有足够的造口护理用品。
- 在飞机上肠道气体增多，应使用开口袋或配有过滤器的造口袋。
- 旅行中规律生活、避免过度劳累。
- 注意饮食、防止腹泻。

13. 造口需要定期复诊

- 出院后首次复诊一般在出院后 1～2 周，以后每个月复诊一次，发现问题随时就诊。最好到原就诊医院造口门诊复查。
- 造口边缘的缝线一般不用拆除，会自动溶解而脱落。但在术后 1 个月后仍未脱落，要到造口门诊处理。
- 出院时若造口带有支撑棒，一般在术后 2～3 周到造口门诊复诊拆棒。

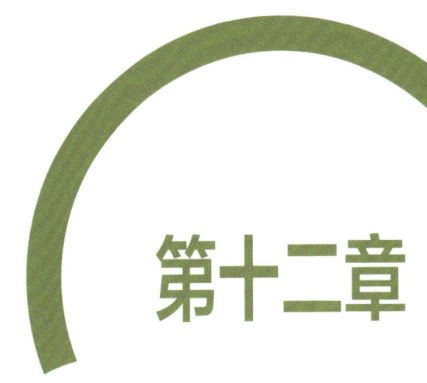

第十二章

老年人皮肤健康管理日常注意点

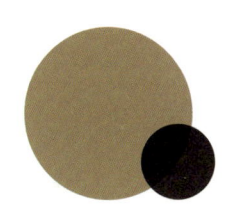

1. 老年人如何穿出健康

60岁以后皮肤各项功能老化明显，表皮、真皮及皮下组织萎缩，皮肤起皱变薄，缺少光泽，弹性降低，皮肤干燥、松弛、易裂，汗腺减少、萎缩，使汗液分泌减少，皮肤的排泄功能和调节体温功能下降，使皮肤对外界防御能力降低，夏天容易受热中暑，冬天容易受凉感冒。皮肤的反应性减退，对冷热痛等感觉反应迟钝，易受损伤。

因此，老年人穿着建议合体、柔软舒适，贴身衣物以柔软、透气、吸汗的纯棉制品为宜，化纤带有静电，易刺激皮肤，引起瘙痒，不建议选择。冬季既要注意防寒保暖，也要兼具轻便、透气，可选择丝绵、羽绒、驼绒类材质的保暖衣物，出门记得带上围巾，帽子，手套等小物件，减少裸露部位受到寒冷刺激引起不适。气候变幻无常，可携带棉背心随时添加，以保护心脏及胃肠道不受伤害。

人老足先老，随着年龄的增加，脚组织开始退化，足衰老会引起脚底脂肪垫萎缩变薄、脚踝骨僵硬变脆、足弓肌腱塌陷变平、脚趾骨拇外翻畸形、脚骨韧带松懈失衡等症状。因此，老年人选鞋就不单单是合不合脚的问题了。老年人挑鞋子应遵循"鞋前宽、鞋中韧、鞋跟硬"的原则，即脚趾前至少要留出1 cm，预留足够的空间让脚趾活动。鞋子中段韧度适中，不易崴脚，挑鞋时可以用手扭转观察，扭不动（太硬）或可以扭成"麻花"状（太软）都不行。老年人脚跟脂肪垫变薄，缓冲能力变弱，因此，鞋底加宽，鞋跟要有一定硬度，高度至少2～3 cm，才有助于分散脚底的压力。此外，老年人应穿透气性好的鞋子，尽量避免塑料等材质。最好是用粘扣、鞋扣等固定,方便穿脱,鞋带不仅容易松开,还会增加老年人被绊倒的风险。鞋内的鞋垫应是仿足弓造型,保护脚底,支撑起足弓,缓冲坚硬地面对脚骨和关节的冲击,脚下明显感觉有劲,走路不累。鞋底的防滑性能也要考虑在内,强效抓地,鞋底不滑,防止老年人意外跌倒,守护老年人安全出行。

2. 老年人洗澡小贴示

老年人洗澡的频率需要根据皮肤的情况和季节来决定,洗澡太勤很容易对皮肤造成伤害。一般冬天洗澡一周1～2次就够了,春秋天一周2～3次为宜。夏天天热出汗多,体型较胖,皮脂腺分泌旺盛,洗澡次数可适当增多。但体瘦出汗少的老年人则最好控制次数,特别是冬天和春秋天不出汗的时候,可以用擦澡等方式来代替泡澡。

老年人洗澡的水温不宜过高,建议控制在40℃以下,因为太高会使全身皮肤血管扩张,引发心血管急剧缺血、心血管痉挛等,每次洗澡时间不宜超过20分钟,可减少皮肤干燥、瘙痒。另外,患有哮喘病、心脏病的老年人洗澡的时间长会发生危险,老年人身体功能下降,在浴室里待久了容易晕厥,浴室可放置椅子,洗完澡后,需休息片刻再离开。保持浴室适当通风、换气。在浴室安装扶手及呼叫铃可有效增加老年人洗澡时的安全系数。

3. 沐浴用品的选择

沐浴时适当使用温和的沐浴液。

油性肤质的人群可以选择香皂洗澡。香皂中含有硬脂酸钠，有很好的洁净力，洗澡时搓出越多泡沫，去污效果就越好。香皂能与角质层蛋白质紧密结合，扰乱角化细胞的持水机制，造成鳞屑、脱皮、皮肤粗糙，除了破坏蛋白质外，还会破坏及去除角质层的脂双层结构，容易带走皮肤需要的油脂。

皮肤干燥不顺滑、毛孔粗大的人群可选择沐浴露。质量优良的沐浴露泡沫丰富稳定、性质温和、不刺激皮肤和眼睛，有足够的去污能力，洗浴后皮肤不干燥。沐浴露因为含有两性表面活性剂或者是阳离子表面活性剂，会附着在皮肤上，不容易被水冲走，于是就造成了一种滑溜感，也就是冲不干净的感觉，实际上是洗干净了的，并不是沐浴露没冲干净，只是有少量残留在皮肤上的表面活性剂，并无大碍。用热水冲，感觉会好一点。沐浴露洗完之后，感觉身上很滑爽，不会带走皮肤过多油脂。

硫磺皂是日常生活中比较常见的一种肥皂，它具有杀细菌、真菌和螨虫的功效，对一些皮肤病也有一定的预防和辅助治疗作用。但硫磺皂不建议长期连续使用，硫磺皂偏碱性，长期使用会破坏皮肤的弱酸性环境，使角质层变薄，容易造成皮肤缺水、敏感，引起皮肤干燥、脱皮、烧灼感、红血丝等现象。可在洁肤后使用补水的润肤霜，来补充皮肤表面流失的保湿因子。可间断性使用，开始时可1天两次，症状减轻后可改为1天一次、2天一次、3天一次等，逐渐间断直至停止。少数人群在使用硫磺皂后会有过敏反应，如起小红点、有红肿块等。使用需慎重，如过敏，须停用硫磺皂，及时就医，根据医嘱使用合适的抗过敏药物。

4. 正确饮食，吃出健康皮肤

老年人的皮肤老化程度除了年龄的因素，还跟自身习惯和遗传因素有关系，比如随着年龄增长和胶原蛋白的流失，血管逐渐硬化，皮肤弹性越来越差，更容易沉淀黑色素，也会增加皱纹和色斑的产生。如果家族中前几代都长有老年斑，那么自身长老年斑的概率也会更高。自身习惯中饮食习惯对皮肤有很大的影响。

（1）爱吃甜食不仅仅会变胖

吃甜食能使人心情愉悦，缓解压力，但老年人如果糖分摄取过量，不但容易引发心血管疾病，如果无法完好地被消化代谢，一部分糖还会附着在真皮层的蛋白质上，通过糖化作用使胶原蛋白受破坏，造成肌肤弹力受损，皮肤变得松弛，增加皱纹。另外，体内的酪氨酸酶碰到糖便会活化生成黑色素，使肤色暗沉，长斑，因此老年人不建议过度吃甜食。

（2）吃辣要有度

辣椒、胡椒等调味品中都含有辣素，过量食用不但会刺激胃肠道，而且容易导致表皮角质层含水量的减少，使皮肤干燥、敏感。

（3）完全素食不可取

俗话说，千金难买老来瘦，肥胖的老年人心血管疾病的发病率相对较高，于是很多老年人为了健康选择素食。素食固然健康，但也不能过度，荤素搭配得当才有利健康。摄入适量的脂肪，会起到抗氧化的作用，增加肌肤的抵抗力、光泽度及弹性，不易干燥而显得衰老。实际上，短暂的断食比长期素食更有益于身体和肌肤的排毒。

（4）吸烟喝酒需戒除

大量研究发现，吸烟喝酒的人更容易出现老年斑。因为烟草和酒精中的有害物质会刺激到皮肤，使其更容易加速衰老，也会让脸部老年斑越来越多。

要想皮肤健康，可以常喝牛奶，吃鱼类、新鲜蔬果、坚果类等，这些食物能够增加皮肤胶原蛋白含量，抗氧化，促进机体新陈代谢，抵抗衰老，保持滋润度。同时保持多喝水的习惯，会让皮肤状态越来越好，有助于保持青春活力。

5. 哪些皮肤疾病需要防晒

适当晒太阳有助于钙的吸收，增强体质，促进人体健康，但暴晒会对人体造成伤害。日光中的紫外线（UV）除了可导致角膜炎、视网膜炎、白内障、眼底黄斑变性、翼状胬肉等，对皮肤的损伤也很大，可引起皮肤发红、脱皮、皮炎等皮肤疾病，增加皮肤癌的患病概率。

另外，本身患有以下皮肤病的人是不适合晒太阳的。

（1）白化病

患者无法抵御紫外线，日晒后很容易灼伤皮肤。

（2）光线相关性皮肤病

遗传性光皮肤病、光敏性皮肤病，如多形性日光疹、慢性光化性皮炎、夏季日晒后的过敏性皮炎、湿疹等，过度日晒会引发或者加重这些疾病。这些疾病除了普通的防晒，还需要减少光敏性药物及食物的摄入。

（3）光加剧皮肤病

如黄褐斑、老年斑、雀斑，紫外线会刺激黑素细胞，导致病情恶化。红斑狼疮、日光暴露不仅会加重这些患者的皮肤损害，还会诱发系统的损伤。玫瑰痤疮、痤疮等，日晒往往会加重出油、毛囊阻塞，加重病情。

（4）光线性角化病

如日光性角化（皮肤原位癌）、鲍温病及皮肤恶性肿瘤如鳞状细胞癌、基底细胞癌等疾病，多见于老年人，常发生在头面部等日光暴露部位，与日晒有着明确的关系。长时间受紫外线照射后病情易加重。

- 常见光敏类药物：抗菌药物（磺胺类、四环素类、喹诺酮类如左氧氟沙星、抗真菌药等）；利尿药（氢氯噻嗪或含有氢氯噻嗪的复方降压药、呋塞米、螺内酯等）；心血管药物（胺碘酮、硝苯地平、卡托普利、缬沙坦等）；磺脲类降糖药（格列美脲、格列吡嗪、格列齐特等）；精神类药物（氯丙嗪、奋乃静、阿普唑仑、艾司唑仑、氟西汀等）；抗组胺药（氯苯那敏、苯海拉明、氯雷他定等）；抗肿瘤药（甲氨蝶呤、氟尿嘧啶、卡培他滨等）；部分中草药如补骨脂、白芷等；口服避孕药；雌激素类等药物。
- 常见的光敏性食物：蔬菜类有苋菜、荠菜、芹菜、小白菜、茴香、萝卜叶、菠菜、荞麦、香菜、油菜、芥菜、马兰头、鸡毛菜、马齿苋、莴苣、槐花、木耳等；水果类有无花果、柑橘、柠檬、芒果、菠萝等；海鲜类有螺类、虾类、蟹类、蚌类等。

6. 学会防晒，让你更年轻

烈日高照的夏天，为了防止中暑，老年人出门大多会戴帽子、打伞防晒，其他3个季节，老年人对于防晒似乎就不那么重视了。防晒的目的到底是为了什么？仅仅是防止高温中暑吗？我们通常所说的"防晒"其其真正目的是为了防止紫外线中的中波紫外线（UVB）和长波紫外线（UVA）。其中，UVB可以穿透表皮及真皮浅层，与红斑、晒伤及皮肤肿瘤相关；UVA的穿透深度比UVB更深，可达真皮深层，主要引起晒黑、皮肤老化。

所以，防晒其实就是防紫外线，最大的意义就是预防光老化。光老化可以说是目前最厉害的老化，皱纹、色斑都与紫外线有着明确的关系。当皮肤受到紫外线过度暴晒后，会损伤表皮细胞，活化酪胺酸酶，加速色素合成，破坏皮肤的保湿功能，使皮肤变得干燥，让真皮层中的弹力纤维受损，使细纹产生，在强烈照射下，还会造成肌肤发炎、灼伤。有异常情形时，则会变成色素性的皮肤癌等。

防晒是美丽的第一步，也是最基础的一步。对于一些有皮肤病的人来说，做好防晒更是重中之重。该如何做好防晒呢？首先，防晒不能分季节，一年中的各个季节外出活动时都应该做好适当的防晒。最简单经济的就是准备一件防晒服，如果没有防晒服，可以穿深色、编织密集的宽松衣物。美国皮肤癌防治基金会建议，防晒衣物紫外线防护系数（UPF）应至少为30。另外，如果不是皮肤极度干燥、敏感的人可以用防晒霜进行防晒，根据季节选择合适的防晒指数，在出门半小时前涂抹，同时还需要增加保湿霜的使用。室外活动要注意规避紫外线指数（UVI）高的时段（如中午时分、春末夏初）和地点（如高原、海边、雪地、幕墙玻璃周围等），选择在树荫、建筑阴面活动。防晒的同时会导致身体产生维生素D的减少，因此可适当补充使用维生素D补剂。

7. 人体皮肤为什么需要保湿？保湿剂如何选择

人体皮肤中的天然保湿系统主要由水、脂类、天然保湿因子（NMF）组成。脂类呈层状填充于角质层细胞之间，主要作用是形成水屏障，防止水分丢失。因季节变化、天气干燥、空调环境、人体新陈代谢速度减慢、过度清洁、化学品刺激等各种因素，使皮肤的天然保湿系统受到破坏，皮脂膜损伤，角质层水分蒸发加速，导致皮肤缺水。皮肤失去了水油平衡，皮肤屏障受到破坏，使皮肤容易变得暗黄、毛孔粗大、紧绷、脱皮、满面油光、敏感和瘙痒。为了恢复皮肤的正常功能，则需要用到保湿剂（图67）。

保湿剂用以模拟人体皮肤中由油、水、NMF组成的天然保湿系统，作用在于延缓水分丢失、增加真皮-表皮水分渗透，为皮肤暂时提供保护，减少损伤，促进修复。那么它都含有哪些成分呢？具备什么条件的保湿剂才是一款好的保湿剂呢？白天使用的保湿剂必须具有防晒的功能，除了保护皮肤免于日晒，还必须含有以下几点：

• 滑润剂，如植物油、矿物油、非洲果核油、可可油、凡士林等。

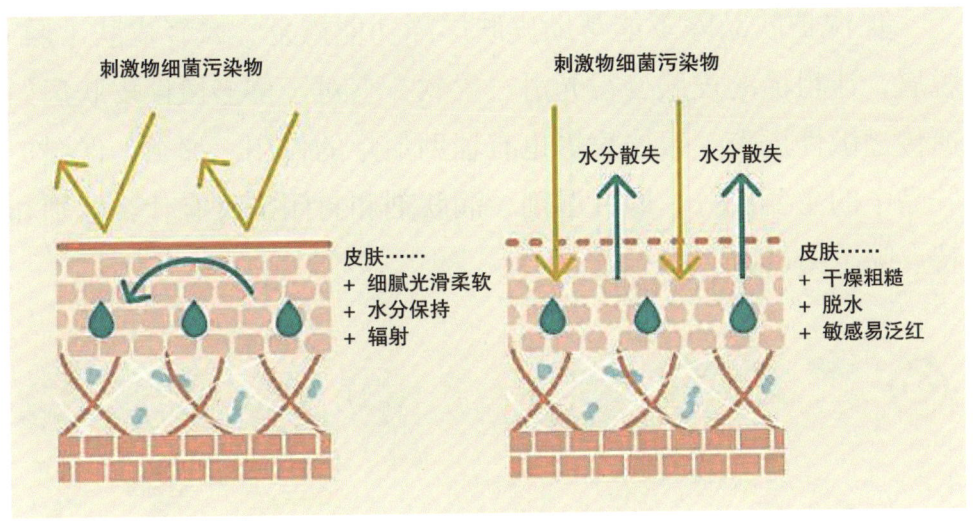

图67 健康屏障vs.受损屏障

- 保水成分,如氨基酸、乳酸钠、尿素等。
- 抗敏成分,可以降低保养品的刺激性,促进皮肤修复,降低自由基的伤害,如洋甘菊萃取物、芦荟、葡萄萃取物、甘草酸、绿茶、维生素等。
- 抗氧化剂,如硒、超氧化物歧化酶、维生素A、维生素C、维生素E、β-葡聚糖、叶黄素、辅Q10、硫锌酸、绿茶、葡萄萃取物等。

保湿剂有无数种配方,不同的成分组合可以制成许多良好的保湿剂。没有第一名的保湿剂,只要是良好的保湿剂,在使用上是没有差别的。根据不同的作用机制可以把保湿剂分为4类:

- 防止水分蒸发的油脂保湿,在皮肤上涂上油脂,形成保湿屏障,不让水分蒸发,称为封闭性保湿。
- 吸收外界水分的吸湿保湿。
- 结合水合作用的水合保湿。
- 修复角质细胞的修复保湿。

保湿护肤品除了能帮助皮肤屏障功能恢复，减轻皮肤干燥、脱屑，让粗糙的皮肤变得光滑、柔软，它对于许多慢性皮肤病如遗传过敏性皮炎、银屑病等也有辅助治疗的作用。那么，保湿护肤品中的主要成分，即吸湿剂、润肤剂和封闭剂又有什么区别和特点呢（图68）？

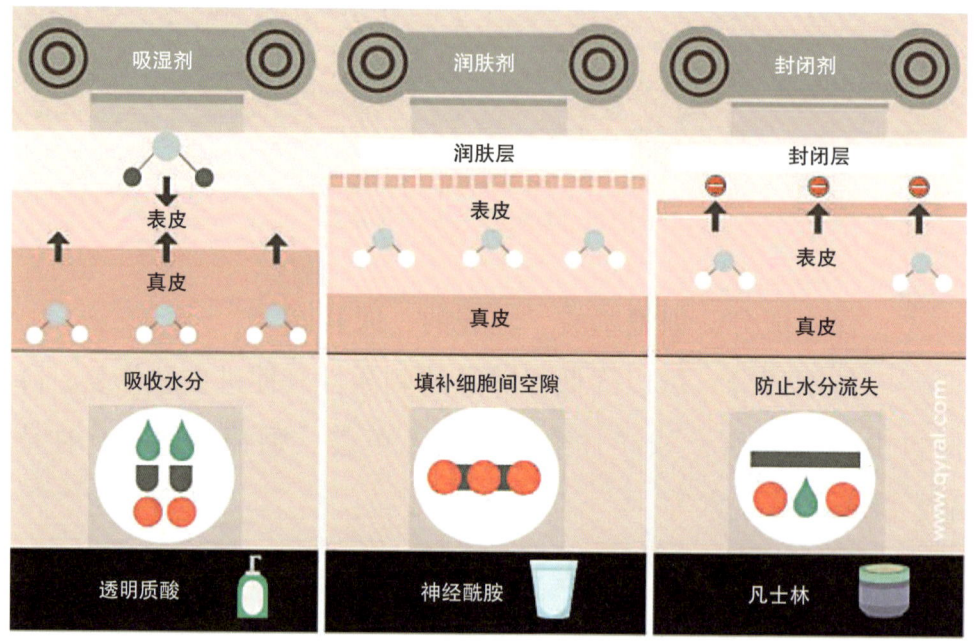

图68　保湿剂的3种类型

（1）吸湿剂

指能吸收水分的物质。它们可以从皮肤深层将水分吸引到表皮角质层，也可以从环境中吸收水分，并将它们锁定在表皮角质层内，但后者要求空气中的相对湿度在70%以上。常用的有甘油、透明质酸、丙二醇、尿素等。

（2）润肤剂

润肤剂是添加到化妆品中用来软化和润滑皮肤的物质。它们的功能是填充脱落角质细胞之间的空隙，以抚平皮肤表面。这些产品提供了增强的内聚力，使角质细胞的卷曲边缘变平。这使得皮肤表面更光滑，摩擦力更小，光线折射更大。许多润肤剂也有封闭保湿的功能。

（3）封闭剂

通常为油脂性物质。它可以在皮肤表面形成一层惰性防护膜，防止皮肤表面水分蒸发，从而减少经皮水分散失。它可以分为生物脂质和非生物脂质两大类。生物脂质又称为表皮脂质类似物，是指表皮角质层脂质的组分，如神经酰胺、脂肪酸和胆固醇。其保湿作用一方面通过外源封包，另一方面可以穿过角质层进入颗粒层细胞的高尔基体中，与内源的脂质成分一起参与板层小体的合成和皮肤屏障功能的恢复。非生物脂质是最常见的封闭剂，不能穿透至角质层下，但可以填充在角质细胞间，形成一个疏水的非双层脂质结构，替代原来的脂质双分子层。与生物脂质相比，它们起效更快，因为生物脂质还需要进入细胞，参与细胞内脂质合成和加工。根据来源可以将封包剂分为动物、植物和矿物质3类，动物类包括羊毛脂、蜂蜡；植物类如可可油、棕榈油；矿物类包括石蜡油、凡士林等。

8. 常用的尿素和凡士林是什么类型的保湿剂

尿素是人体皮肤中天然的保湿因子（NMF）之一，属于吸湿剂类型的保湿剂。可以从皮肤深层将水分吸引到表皮角质层，也可以从环境中吸收水分，并将它们锁定在表皮角质层内，但后者要求空气中的相对湿度在70%以上。

凡士林是一种矿物蜡，属于封闭剂类型的保湿剂。它不会被皮肤吸收，能在肌肤表面形成一道保护膜，使皮肤的水分不易蒸发散失。而且，凡士林极不溶于水，可长久附着在皮肤上，因此具有很好的保湿效果，十分适合干燥肌肤使用。凡士林无刺激性，安定不易变质，也不易造成人体敏感。

9. 老年人用激素药膏是不是更容易骨质疏松

骨质疏松症是由于年龄增加或其他多种原因，如长期使用药物导致的骨密度和骨质量下降，骨微结构破坏，造成骨脆性增加，从而容易发生骨折的全身性骨病。与骨质疏松有关的药物有糖皮质激素、华法林、甲状腺激素，及质子泵抑制剂如奥美拉唑、兰索拉唑、泮托拉唑等。一些抗癫痫药物的长期服用也会引起骨质疏松，如苯妥英钠、苯巴比妥等。另外，一些抗肿瘤的药物、降糖药物也会增加骨质疏松的风险，比如噻唑烷二酮类的降糖药就会使人发生骨质疏松。那么，除了以上说到的口服、静脉的用药途径，老年人外用激素药膏会不会更容易引起骨质疏松呢？

老年人皮肤抵抗力下降，如不注意日常的皮肤保养，易受寒冷气候、环境污染、物理性或机械性刺激而导致皮炎、湿疹类皮肤疾病的发生。有些老年人怕麻烦，不爱去医院，就在药房随便买支药膏涂涂，觉得不痒就行，殊不知，这类疾病的用药是根据皮疹严重程度来选择的，需要规范用药，有的人痒了就随意拿药膏涂，只要瘙痒感减轻就立马停药，其实皮疹未完全控制，这样则更容易反反复复，导致激素软膏摆脱不了，成了身边的常备药、万能药。自行反复使用激素类外用药，时间一长，便会对激素产生依赖，进而引发各种不良反应，出现皮肤萎缩、变薄、毛细血管扩张、色素斑、皮肤老化等"烂脸""毁皮肤"现象。短期局部正确外用激素药膏只会在皮肤局部起效，一般真正吸收入血液的量很微小，是非常安全的。而长期大量使用激素类药膏，除了局部表皮的变化，还可通过皮肤吸收而引起全身的副作用。不少人因此出现骨质疏松等症，严重者甚至发生自发性骨折。

因此，对于老年人这一骨质疏松的高危人群来说，使用外用的糖皮质激素软膏务必去正规医院，让医生安排合适的药膏并遵医嘱用药，定期复诊。另外，需要强调的是，有慢性疾病的老年皮肤病患者应慎用激素类药膏，特别是高血压、糖尿病、心力衰竭、癫痫及精神病患者，尤其不宜过多使用这类药物，或者听从医生的指导。用药的同时要加强营养，补充维生素D剂，做好防跌倒措施。

10. 老年人皮肤病患者的局部用药注意事项

皮肤疾病大多以外用药为主，那么是不是相同疾病或者症状相同就只用同一种外用药就可以了呢？很多老年人有了皮肤病总觉得不是什么大病，能吃、能喝、能动，也不影响啥，腿脚不便，也懒得去医院排队，就喜欢随意去药店买点药膏，或者听好友介绍，哪个药膏特别好，一涂就"不痒"了。其实老年人得了皮肤疾病一样应该去医院看病，外用药也是药，不该随意使用，同一种疾病，程度不同，用的药也不一样，老年人身体各项功能都处于衰退状态，对药物的反应也有很大差别。

（1）同样是瘙痒，是不是能止痒的药都可以随便

这是很多老年人容易犯的错误，有的人出现了皮疹，想着家里有药膏，"老伴儿每次涂就好，我就拿他的药膏先用着……"其实，引起瘙痒的皮肤病有很多，比如皮炎、湿疹、银屑病、疥疮、真菌类疾病如足癣等，然而这些疾病的用药却大不相同，用错了反而会使疾病加重、恶化。如皮肤真菌感染、单纯疱疹、毛囊炎、皮肤结核，用激素类药膏治疗便犹如火上浇油，会促使病菌繁殖，病情加重。建议还是去医院就诊，对症用药，准确选药。

（2）病种相同的情况下，是不是可以"照抄作业"

相同的药物，有不同的剂型，如溶液、乳剂、软膏、粉剂、酊剂、洗剂、糊剂等。不同的剂型有不同的作用和适应证，故应根据皮肤病不同病期的症状和皮损特点，正确选用不同剂型。一般急性期局部有红肿、水疱、糜烂时，多选用溶液湿敷，可起到消炎作用；有渗液者，先用溶液湿敷，后用油剂。皮损处于亚急性期时，红肿减轻，渗液减少，可酌情选用糊剂、粉剂和洗剂，以发挥其消炎、止痒、收敛、保护作用；慢性期皮损增厚，呈苔藓样变时，多用软膏和乳剂，它们穿透力强，作用持久，而且有润滑及护肤作用。因此，不同病期，剂型有别，千万不要自作主张！

（3）可不可以遵从自我感觉，想用几次就几次

皮肤病用药时间和次数也有讲究：

- 药水和洗剂，容易挥发而降低疗效，用药次数相对要多一点，一般每3小时擦1次；酊剂、软膏作用持久，天天早晚各用1次即可。
- 对于深层真菌感染的，抗真菌药在瘙痒症状消失后需要继

续用药1周左右；细菌感染多在表层，使用抗细菌外用药治疗，症状消失后即可停药。

- 激素类药要根据疾病类型决定用药时间，不宜长期大量使用，也不能过分恐惧，不按疗程使用，建议按医嘱根据皮损变化随时调整用法用量。
- 含酒精的外用制剂不宜连续长期使用，症状缓解后可改用其他剂型，如乳膏类作后续治疗。
- 手掌、足底部等可用高浓度的药物，对于面颈部和会阴部等薄嫩的皮肤处，应选用刺激性小的外用药，且用量宜少。
- 老年人、皮肤敏感者，先用低浓度，后用高浓度。
- 对新药或易致敏药物，先小面积用，如无反应，再根据需要渐渐提高浓度及扩大使用面积。用药时还要注意观察，一旦发现红斑样或湿疹样皮疹，而且有瘙痒、头疼等过敏反应，就应立刻停药，并去医院诊治。
- 湿敷方法也要得当，用药前，除了要清洗患部外，对于痂皮，应先消毒并用食物油软化后拭去。

此外，对脓性分泌物的患处，应先用生理盐水清洗，然后涂药。皮损处若见直径大于0.5 cm的水疱，要以消毒空针筒抽出内容物，保留疱壁。有毛发的部位，用药前应先剃去毛发，然后再上药。如果苔藓样变明显，须促进药物深达时，外用软膏后可加塑料薄膜封包。刺激性强的药物勿用于皮肤薄嫩处，高浓度水杨酸及芥子气软膏等不可应用于乳房下部、外阴及面部等处。

希望老年朋友们用药不要太随意，外用药也需掌握用法，科学用药。